Anatomie humaine

Un manuel pratique et intuitif pour découvrir le corps humain et toutes ses composantes

Nathan Orwell

Index

Introduction

L'anatomie est la science qui décrit la forme et la structure du corps humain au niveau macroscopique et microscopique. L'anatomie humaine a longtemps été étudiée à travers la dissection de cadavres, qui ont été fondamentales pour comprendre la base de la structure et des fonctions du corps humain.
Comprendre la structure du corps humain est essentiel pour tous les spécialistes du domaine médical ou pour les passionnés de médecine. En effet, ce n'est qu'en connaissant la composition et le lien entre les éléments de l'organisme qu'il est possible d'identifier quelles structures sont affectées par des maladies, quelles structures doivent être examinées ou lesquelles doivent être remplacées lors d'une opération chirurgicale.
Le terme anatomie est issu du mot grec « *ànatémno* », qui peut être traduit par « coupé en morceaux ». Le terme dissection est l'équivalent latin du terme grec *ànatémno*. Au début, l'anatomie humaine était surtout une science descriptive intéressée par l'identification et la dénomination des structures corporelles, alors qu'aujourd'hui l'importance de la discipline réside dans son approche fonctionnelle et ses nombreuses applications cliniques. Il constitue donc une base solide pour l'étude de la médecine et des disciplines connexes.

Dans ce manuel, toutes les informations les plus pertinentes sont collectées en relation avec les cellules, les tissus, les structures et les organes qui composent le corps humain. Elles sont abordées de manière simple et en même temps de façon détaillée, afin que le lecteur puisse saisir les informations fondamentales en quelques pages essentielles. Un langage médical simple a également été utilisé, de sorte que le manuel puisse être facilement lu même par de simples passionnés qui n'ont aucune connaissance sur une terminologie médicale plus approfondie.
À la fin de ce livre, vous aurez acquis toutes les informations nécessaires pour bien comprendre le fonctionnement de l'incroyable et fascinante machine représentée par le corps humain.

Chapitre 1
Structure du corps humain

Introduction

Le corps humain est si complexe qu'il peut être assimilé à une machine hautement technologique et sophistiquée. Par conséquent, la connaissance de son organisation est essentielle afin de comprendre son fonctionnement.
Avant de commencer à étudier l'organisation et la structure du corps humain, il faut connaître la position taxonomique des êtres humains dans le règne animal, puisque nous partageons de nombreuses caractéristiques avec d'autres êtres vivants. Comme tous les autres animaux, nous respirons, nous mangeons et nous digérons les aliments, nous expulsons les déchets du corps, nous bougeons et nous nous reproduisons.
Nous sommes sujets aux maladies, aux blessures, à la douleur, au vieillissement, aux mutations et à la mort. Les processus par lesquels notre corps produit, stocke et utilise l'énergie sont également similaires à ceux que l'on trouve dans tous les organismes vivants. Les modèles de base du développement et de la croissance de nombreux animaux sont également observables dans le développement d'un être humain.

1.1 Classification de l'homme dans le règne animal

Les humains sont des créatures biologiques qui peuvent être placées dans huit groupes taxonomiques principaux.
La classification scientifique des êtres humains et les caractéristiques de chaque groupe sont les suivantes :

Groupe	Fonctionnalités
Règne : Animal	Cellules eucharistiques sans parents et pigments photosynthétiques
Embranchement : Cordé	Présence de poches notochordes et pharyngées
Sous-embranchement : Vertébrés	Présence de la colonne vertébrale
Classe : Mammifère	Présence de glandes mammaires et de poils
Ordre : Primates	Présence d'un cerveau bien développé et de mains préhensiles
Famille : Hominidé	Grande locomotion cérébrale et bipède
Genre : Homo	Visage aplati, menton et nez prononcés avec narines pointant vers le bas
Espèce : sapiens	Un cerveau plus gros

1.2 Caractéristiques des êtres humains

Les humains possèdent certaines caractéristiques anatomiques qui les distinguent des autres animaux :

- Un grand cerveau bien développé
  En moyenne, le cerveau d'un humain adulte pèse entre 1. 350 et 1 400 grammes. Cela dote les humains d'un rapport assez élevé entre le poids corporel et le poids du cerveau. De plus, le cerveau humain gère les émotions, la pensée, le raisonnement, la mémoire, la coordination et la précision des mouvements.

- Locomotion bipède

Les humains ont la capacité de se tenir debout et de marcher sur les deux membres inférieurs et d'utiliser les membres supérieurs pour se balancer en suivant les mouvements des jambes.

- Pouce opposable
  Chez l'homme, le pouce est extrêmement polyvalent. Il est opposable aux doigts et donc adapté à la préhension d'objets.

- Langage élaboré et articulé
  L'homme au cours de son évolution a développé un langage complexe. Cette qualité a permis une communication efficace entre les êtres humains, ce qui est fondamental pour le développement de la culture et de la langue.

- Vision stéréoscopique
  Les yeux des êtres humains sont positionnés de telle sorte que, lors de l'observation d'un objet, ce dernier soit observé sous deux angles. La vision stéréoscopique permet d'obtenir une profondeur de perception et une image tridimensionnelle.

Voici les traits uniques et caractéristiques des êtres humains :

- Posture droite
- Intelligence développée et dotée d'une fonction cognitive
- Pouce opposable et grande habileté dans l'utilisation des mains
- Vision binoculaire
- Menton prononcé
- Haute coordination des muscles et des mouvements
- Langage complexe

1.3 Organisation du corps humain

Dans le corps humain, différents niveaux d'organisation structurelle peuvent être observés. Les cinq niveaux principaux sont les suivants :

- Niveau cellulaire
  La cellule est l'unité structurelle et fonctionnelle de la vie. L'être humain est un organisme multicellulaire composé de 60 à 100 billions de cellules. C'est au niveau

cellulaire que le métabolisme, la croissance, la réparation, etc. ont lieu. Le corps humain contient de nombreux types distincts de cellules, dont chacune est spécialisée pour remplir des fonctions spécifiques.
Des exemples de cellules spécialisées sont : les cellules osseuses, les cellules musculaires, les cellules adipeuses, les cellules sanguines ou les cellules nerveuses. Chacune de ces cellules a une structure unique liée à sa fonction.

- Niveau tissulaire
  Le tissu représente un groupe de cellules ayant une structure et une fonction similaires et comprend la substance extracellulaire présente entre elles.
  Des exemples de tissus sont : le tissu épithélial, le tissu conjonctif, le tissu musculaire et le tissu nerveux.

- Niveau des organes
  L'organe est composé de deux ou plusieurs types de tissus intégrés les uns aux autres pour remplir une fonction particulière.
  Des exemples d'organes sont : le cœur, l'estomac, la rate, les yeux, la peau, etc.

- Au niveau du système
  Le système corporel se compose de divers organes qui ont des fonctions similaires ou connexes. Les principaux systèmes présents chez l'homme sont 11, à savoir : tégumentaire, squelettique, musculaire, nerveux, endocrinien, cardiovasculaire, lymphatique, respiratoire, digestif, urinaire et reproducteur.

- Niveau de l'organisme
  Avec organisme, nous entendons l'ensemble dont un être vivant est composé, qu'il soit composé d'une cellule, comme les bactéries, ou de trillions de cellules comme les êtres humains. L'organisme humain est un ensemble de systèmes et d'organes qui dépendent mutuellement les uns des autres, qui sont interconnectés et qui fonctionnent ensemble.

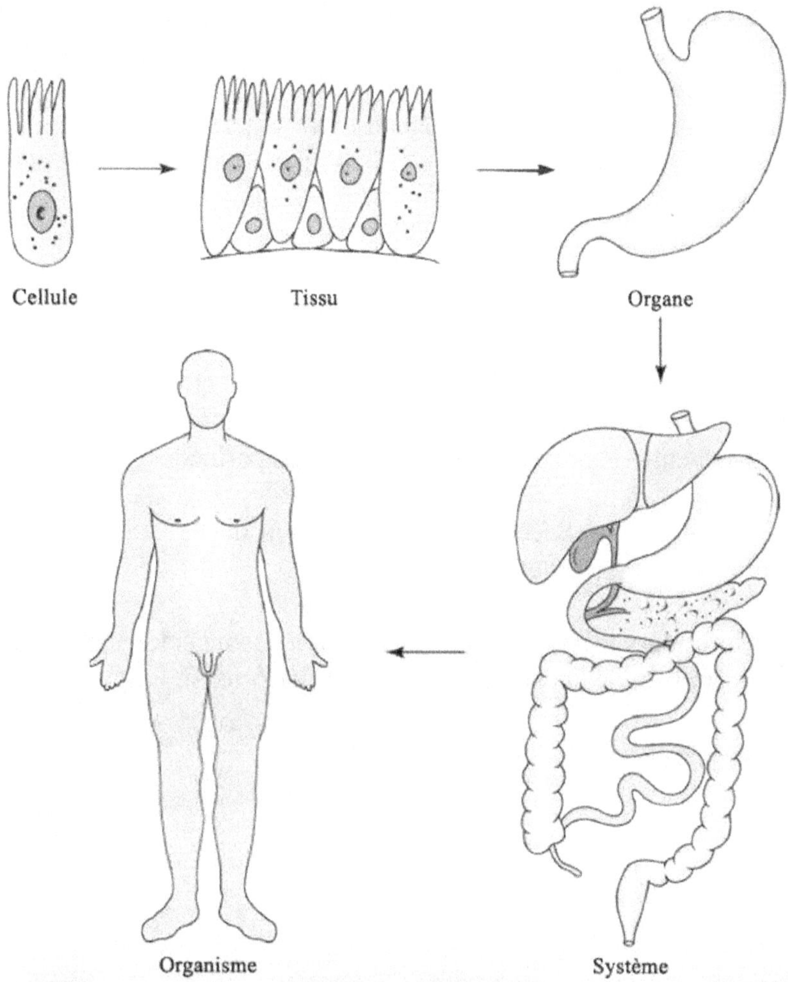

1.3.1 Régions du corps humain

Le corps humain est divisé en plusieurs régions dont les principales sont : la tête, le cou, le tronc (souvent divisé en poitrine et abdomen), les membres supérieurs et les membres inférieurs :

- Tête : elle est à son tour divisée en la région faciale, qui comprend les yeux, le nez, la bouche et la région crânienne qui entoure le cerveau.

- Cou : il représente la région qui s'étend entre la tête et le tronc et se caractérise par une forme cylindrique. Le cou est essentiel pour soutenir et bouger la tête correctement.

- Thorax : Il représente la partie supérieure du tronc et est communément identifié par la poitrine. La région thoracique à l'avant comprend les sinus.

- Abdomen - cette région est située sous la poitrine et dans sa partie antérieure elle comprend le nombril. La partie inférieure de l'abdomen forme le bassin, tandis que la zone du tronc entre les deux cuisses, est appelée périnée.

- Membres supérieurs : ils comprennent la région de l'épaule, du bras, du coude, de l'avant-bras, du poignet, des mains et des doigts.

- Membres inférieurs : ils comprennent la région des muscles glutéaux, de la cuisse, du genou, des jambes, de la cheville, du pied et des orteils.

1.3.2 Cavités

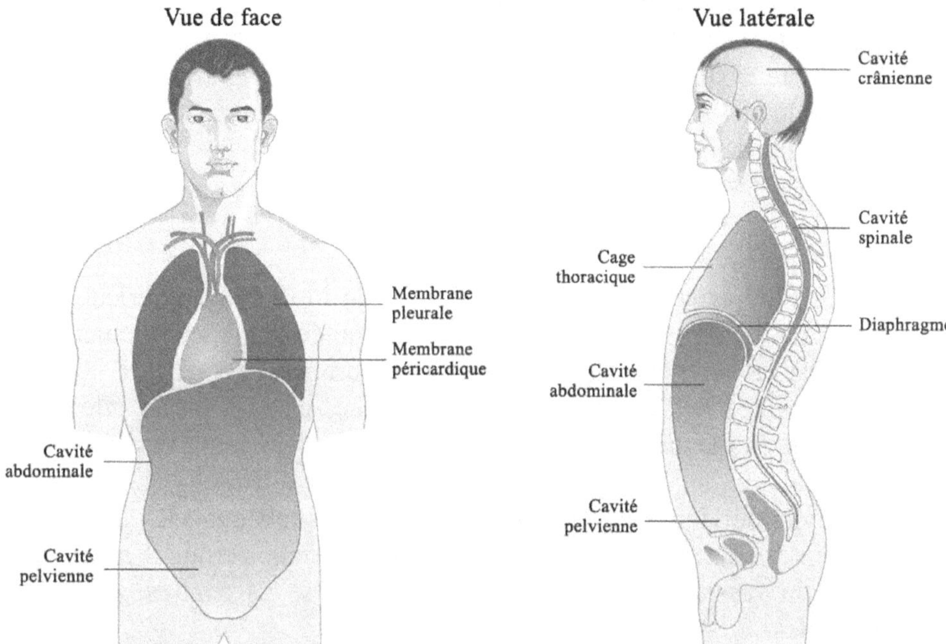

À des fins fonctionnelles et protectrices, les intestins sont situés à l'intérieur des cavités du corps. Les cavités corporelles contiennent des organes et des systèmes qui ont des fonctions interdépendantes. Les principales cavités présentes chez l'homme sont les suivantes :

- Cavité abdominale
  Elle représente la plus grande cavité du corps humain et est divisée en une grande partie supérieure indiquant la cavité abdominale proprement dite et une petite partie inférieure appelée cavité pelvienne

  - *Cavité abdominale proprement dite*
    Elle se caractérise par une forme ovale et est située dans la partie principale du tronc. Dans la partie supérieure, elle est délimitée par le diaphragme, qui sépare la cavité abdominale de la cavité thoracique, et dans la partie antérieure par les muscles qui forment la paroi abdominale.

Postérieurement, elle est délimitée par les vertèbres lombaires et les muscles de la paroi abdominale postérieure, latéralement par les côtes inférieures et par les muscles de la paroi abdominale. Dans la partie inférieure se développe la cavité pelvienne. Dans la partie inférieure se développe la cavité pelvienne.
La cavité abdominale contient les organes et les glandes impliqués dans la digestion et l'absorption des aliments, à savoir : l'estomac, l'intestin grêle, une grande partie du gros intestin, le foie, la vésicule biliaire, les voies biliaires et le pancréas, les reins, la rate et les glandes surrénales.

- *Cavité pelvienne*
  Elle a une forme d'entonnoir et s'étend de l'extrémité inférieure de la cavité abdominale. Antérieurement, elle est délimitée par les os pubiens, tandis que postérieurement, elle est contenue par le sacrum et le coccyx. Latéralement, elle est délimitée des deux côtés par la hanche, dans la partie inférieure par les muscles du plancher pelvien et se développe dans la partie supérieure dans la cavité abdominale.
  La cavité pelvienne contient plusieurs organes tels que : la partie terminale du gros intestin, le côlon sigmoïde, le rectum, l'anus, certaines anses de l'intestin grêle, la vessie, l'utérus, les trompes utérines, les ovaires, la prostate et les vésicules.

• Cage thoracique
La cavité thoracique se trouve au sommet du tronc. Dans sa partie antérieure, elle est délimitée par le sternum et le cartilage costal des côtes, tandis que latéralement, elle est délimitée par 12 paires de côtes et de muscles intercostaux. Dans sa partie postérieure, la cavité thoracique est incluse dans les vertèbres thoraciques et les disques intervertébraux présents entre les corps des vertèbres.
La cavité thoracique contient des organes fondamentaux tels que : la trachée, les bronches, les poumons, le cœur, l'aorte, la veine cave supérieure et inférieure, le canal thoracique et l'œsophage.

• Cavité crânienne
Cette cavité est située à l'intérieur du crâne et est donc délimitée par les os du crâne tels que l'os frontal, l'os occipital, l'os temporal, les os pariétaux, le sphénoïde et l'ethmoïde. La cavité crânienne contient le cerveau.

- Canal vertébral
  La cavité vertébrale est située dans la colonne vertébrale et contient la moelle épinière.

- Cavité mineure
  À l'intérieur du corps, il y a aussi beaucoup de petites cavités :
    - Cavité orale : contient les dents et la langue,
    - Cavités nasales : essentielles pour la respiration et l'odorat,
    - Cavités orbitaires : contiennent les globes oculaires et les muscles, les nerfs et les vaisseaux qui leur sont associés,
    - Cavité auriculaire : accueille les osselets de l'oreille.

1.3.3 Membranes

Les membranes représentent des couches de cellules épithéliales soutenant les couches de tissu conjonctif. Les membranes tapissent les structures internes et les cavités. Elles sont divisées en trois catégories :

- Muqueuses : ces membranes sécrètent une substance visqueuse et dense, le mucus, dont la tâche est de lubrifier et de protéger les organes qui lui sont associés.
  Ce sont des membranes qui recouvrent généralement les cavités et les tubes qui entrent ou sortent du corps. Les exemples incluent les cavités buccales, nasales, reproductives, urinaires et digestives.

- Membranes séreuses : les membranes de ce groupe sécrètent un fluide aqueux avec des capacités lubrifiantes. Les membranes séreuses recouvrent les organes situés dans les cavités abdominale et thoracique.
  Deux couches peuvent être observées : la couche viscérale qui adhère à la surface externe de l'organe et la couche pariétale tapissant la paroi de la cavité corporelle. L'espace entre les intestins et la couche pariétale forme une cavité séreuse ; des exemples sont la cavité pleurale, la cavité péricardique et la cavité péritonéale. Celle-ci représente la plus grande cavité séreuse du corps.
  La cavité péricardique recouvre le cœur, la cavité pleurale le poumon et la cavité péritonéale entoure les intestins abdominaux et pelviens.
  Généralement, l'espace entre les intestins et les membranes séreuses pariétales (cavité séreuse) est rempli d'un mince film lubrifiant de liquide séreux produit par les

membranes. Lorsque les organes frottent contre les parois du corps ou contre un autre organe, le liquide séreux et les membranes séreuses réduisent la friction.
Parmi les membranes séreuses les plus importantes sont :

- *Membrane pleurale :* elle recouvre les poumons,
- *Membrane péricardique* : elle recouvre le cœur,
- *Membrane péritonéale :* elle recouvre les intestins pelviens abdominaux.

- Membranes synoviales : Ces membranes sécrètent un liquide synovial clair, collant et huileux qui agit comme lubrifiant. Ils tapissent diverses cavités articulaires et entourent les tendons.

Approfondissement clinique
Inflammation des membranes séreuses : les membranes séreuses peuvent parfois être enflammées à la suite d'une infection. L'inflammation du péricarde est appelée péricardite, celle de la plèvre est appelée pleurésie, tandis que celle du péritoine est appelée péritonite.
Lorsqu'elles sont enflammées, les membranes séreuses produisent plus de sérum, qui remplit les cavités séreuses jusqu'à ce qu'elles atteignent des conditions cliniques telles que l'épanchement péricardique (accumulation de liquide dans la cavité péricardique), l'épanchement pleural (accumulation de liquide dans la cavité pleurale) et l'ascite (accumulation de liquide dans la cavité péritonéale).

1.3.4 Fluides

Plus de 60% du poids corporel de l'homme est dû à la présence de liquides dans le corps. En ce sens, les fluides corporels peuvent être de deux types :

- Liquide extracellulaire : il représente environ 20% du poids corporel. Le liquide extracellulaire comprend : le sang, le plasma, la lymphe, le liquide céphalorachidien et les fluides dans les espaces interstitiels du corps.
  Le liquide interstitiel, c'est-à-dire le liquide intercellulaire (également appelé liquide tissulaire), est capable d'hydrater toutes les cellules du corps, à l'exception des couches externes de la peau. Il représente le moyen par lequel les substances sont transmises du sang aux cellules du corps et des cellules au sang. Le bien-être de chaque cellule du corps dépend de la composition du liquide intercellulaire, c'est pourquoi le corps travaille pour le maintenir à des niveaux constants. Ce processus s'appelle l'homéostasie.

- Liquide intracellulaire : il représente environ 40% du poids corporel. Dans la plupart des cas, la composition du liquide intracellulaire est contrôlée par les cellules elles-mêmes, car des mécanismes sélectifs d'absorption et de décharge sont présents dans la membrane cellulaire.

1.4 Introduction à la structure corporelle

Grâce à la dissection du corps humain, de l'extérieur vers l'intérieur, il est possible d'observer les structures suivantes :

- Peau : elle représente le revêtement le plus externe du corps humain,
- Couche superficielle : elle est constituée de tissu conjonctif lâche rempli de différentes quantités de graisse par rapport à la région du corps dans laquelle il se trouve,
- Couche profonde : c'est une membrane fibreuse mince, dure et inélastique, située plus profondément que le couche superficiel mais plus superficielle que les muscles.
- Muscles (muscles squelettiques) : ils sont situés plus profondément que la couche profonde et se développent sous forme de masses charnues rouges de différentes tailles et formes.
- Vaisseaux sanguins et nerfs : ils sont présents entre les muscles et sont insérés dans le tissu conjonctif lâche.
- Os et articulations : Les os sont des structures solides de différentes tailles et formes et sont situés plus profondément que les muscles. Les articulations entre les os sont appelées articulations. Les os, avec les articulations, forment la structure squelettique du corps.

1.5 Introduction à l'étude des maladies

Pour comprendre la base anatomique des maladies spécifiques décrites dans les chapitres suivants, il est nécessaire d'adopter une approche systématique. Voici ce qui suit :

- Étiologie : cause de la maladie.

- Pathogenèse - nature du processus pathologique et son effet sur le fonctionnement régulier du corps.
- Complications : autres conséquences pouvant survenir si la maladie progresse.
- Pronostic : issue probable.

1.5.1 Étiologie

La maladie peut être causée par un ou plusieurs facteurs. Les plus courants sont :

- Anomalies génétiques héréditaires ou acquises,
- Infections causées par des microbes ou des parasites tels que des vers, des bactéries ou des virus,
- Produits chimiques
- Radiation
- Traumatisme physique,
- Dégénérescence, c'est-à-dire vieillissement ou utilisation excessive.

Dans les cas où il n'est pas possible d'identifier une cause spécifique de la maladie, elle est définie comme idiopathique.

1.5.2 Pathogenèse

Les principaux processus qui causent la maladie sont les suivants :

- L'inflammation, qui est la réponse des tissus aux dommages subis à la suite d'un traumatisme ou d'une invasion bactérienne.
- Tumeurs qui surviennent lorsque le taux de production cellulaire dépasse celui de destruction régulière, provoquant le développement de masses anormales.
- Des mécanismes immunitaires anormaux, parfois les mécanismes immunitaires et protecteurs normaux du corps peuvent causer des effets secondaires.
- La thrombose, l'embolie et la crise cardiaque représentent les effets et les conséquences d'altérations anormales dans le sang ou dans les parois des vaisseaux sanguins.
- Dégénérescence qui entraîne une réduction des fonctionnalités.
- Anomalies métaboliques pouvant causer des effets indésirables dans le corps.

1.5.3 Terminologie associée aux états pathologiques

- *Aiguë* - une maladie à apparition soudaine.
- *Chronique :* trouble prolongé au fil du temps.
- *Congénital :* trouble présent dès la naissance.
- *Acquis :* un trouble qui se développe à tout moment après la naissance.
- *Symptôme :* anomalie ou trouble identifié et décrit par le patient.
- *Signal :* Une anomalie ou un trouble détecté par votre médecin.
- *Syndrome : ensemble de* signes et de symptômes qui constituent une maladie.

1.5.4 Complications

Les complications comprennent :

- Propagation de la maladie, jusqu'à ce qu'elle atteigne les tissus et les structures environnantes.
- Septicémie, un processus d'infection dans lequel les bactéries atteignent la circulation sanguine.
- Métastases, déplacement des cellules cancéreuses vers une autre région du corps.

Informations clés

Nom scientifique de l'homme moderne	Homo sapiens
Caractéristiques les plus importantes de l'homme	- Cerveau très développé - Pouce opposable - Langage évolué
Cellules trouvées chez l'homme	60-100 trillions
Plus petit niveau organisationnel dans le corps humain	Niveau cellulaire
plus grand niveau organisationnel dans le corps humain	Niveau systémique
Niveau organisationnel responsable des fonctions vitales	Niveau cellulaire
Capacité crânienne chez un homme adulte	1 200 - 1 600 centimètres cubes
Membrane séreuse plus grande dans le corps humain	Péritoine
Plus grande cavité séreuse dans le corps humain	Cavité péritonéale
plus grande cavité du corps humain	Cavité abdominale
plus longue cavité du corps humain	Canal vertébral
plus grande région du corps humain	Abdominal

Chapitre 2
Cellules et tissus du corps humain

Introduction

Les cellules sont les unités structurelles et fonctionnelles de base de l'organisme. Le corps humain se développe à partir d'une seule cellule appelée zygote et qui résulte de la fusion de l'ovule (cellule germinale femelle) et du spermatozoïde (cellule germinale mâle).
Le zygote subit une division mitotique (clivage) et, après de nombreuses divisions cellulaires, en vient à former une masse embryonnaire composée de 16 cellules ou plus appelées blastomères. Cette phase est appelée morula.
Le liquide sécrété par l'endomètre utérin pénètre dans les espaces intercellulaires de la morula, formant une cavité remplie de liquide appelée blastocèle. L'apparition d'un blastocèle sépare les cellules en groupes distincts :

- *Trophoblaste :* une seule couche de cellules qui forment la paroi externe ;
- *Embryoblaste* - une masse interne de cellules.

Grâce à la constitution de ces deux groupes de cellules, la morula se développe en blastocystes. Après un développement ultérieur, le trophoblaste forme le placenta (composant fœtal), tandis que la masse cellulaire interne forme l'embryon. La masse cellulaire interne se différencie alors en trois couches de cellules, dans l'ordre de la plus superficielle à la plus profonde :

- *Ectoderme*
- *Mésoderme*
- *Endoderme*

Ces couches sont appelées couches germinales primaires parce que toutes les cellules et tous les tissus du corps en sont dérivés.

2.1 Cellule

Il est étonnant de voir comment une seule cellule, l'œuf fécondé (zygote), est capable de donner naissance aux centaines de types différents de cellules qui composent les 60 à 100 billions de cellules qui font partie du corps humain adulte.
Les cellules du corps sont essentiellement divisées en deux types : les cellules somatiques et les cellules germinales. Les cellules somatiques sont essentielles à la croissance, au développement, à la régénération et au maintien de divers tissus corporels, tandis que les cellules germinales sont essentielles à la production de gamètes.
Les cellules somatiques contiennent 46 chromosomes disposés en 23 paires. Les cellules contenant deux ensembles de chromosomes sont appelées diploïdes. Un ensemble de chromosomes est fourni par la mère et l'autre est fourni par le père. Vingt-deux couples se ressemblent, c'est-à-dire qu'ils sont homologues. La vingt-troisième paire est constituée de chromosomes sexuels. Chez la femelle, ils sont tous deux des chromosomes X, tandis que chez l'homme, la paire est formée d'un chromosome X et d'un chromosome Y.
Les cellules germinales sont essentielles à la production de gamètes (ovules et spermatozoïdes). Les gamètes contiennent 23 chromosomes, c'est-à-dire un seul ensemble de chromosomes. Les cellules contenant un seul ensemble de chromosomes tels que les gamètes sont appelés haploïdes.
La division cellulaire, la croissance, la différenciation, la maturation et la mort cellulaire (apoptose) sont les processus fondamentaux qui caractérisent un être vivant. Par conséquent, il est essentiel de considérer l'anatomie cellulaire au microscope :

- La membrane cellulaire sépare l'intérieur de la cellule de l'environnement extracellulaire ;
- Le noyau contient le matériel génétique d'une cellule ;
- Le cytoplasme, le liquide aqueux entre le noyau et la membrane cellulaire, contient une série de structures minuscules appelées organites et dépôts de glucides, de lipides et de pigments. La plupart des activités métaboliques d'une cellule se produisent dans les organites cytoplasmiques.

2.1.1 Structure cellulaire

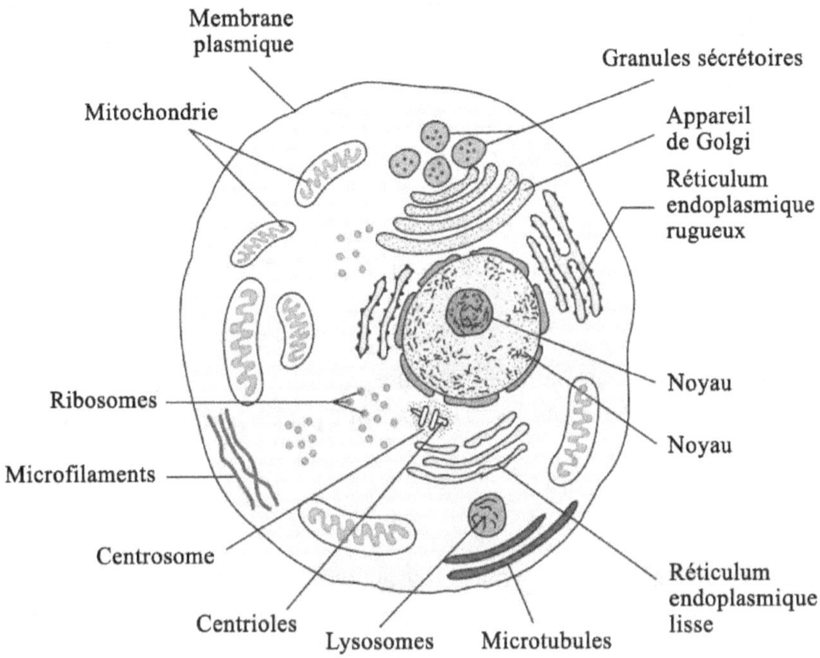

Une cellule est constituée d'une membrane plasmique qui renferme le noyau et d'un liquide aqueux appelé cytoplasme.

2.1.1.1 Membrane plasmique

La membrane plasmique est composée de deux couches de phospholipides (corps gras) dans lesquelles sont insérées certaines molécules de protéines qui y sont incorporées, cette conformation est appelée modèle de la mosaïque fluide.
Certaines protéines traversent toute l'épaisseur de la membrane, pour cette raison, elles sont appelées protéines transmembranaires et contiennent des canaux de diffusion, tandis

que d'autres ne pénètrent que partiellement à travers la membrane et sont appelées protéines membranaires.
Les molécules phospholipides ont une tête électriquement chargée et hydrophile (c'est-à-dire qui aime l'eau) et une extrémité dépourvue de charge électrique et hydrophobe (c'est-à-dire qui n'aime pas l'eau). Les deux couches phospholipidiques sont disposées avec les extrémités hydrophiles alignées sur la surface externe de la membrane et les extrémités hydrophobes face au centre de la membrane.
La surface externe de la membrane cellulaire est recouverte d'une couche de glycoprotéine appelée glycocalyx ou revêtement cellulaire. Les antigènes tissulaires, y compris les principaux antigènes d'histocompatibilité, se trouvent dans la paroi cellulaire.
Les protéines membranaires remplissent plusieurs fonctions :

- Elles fournissent à la cellule son identité immunologique,
- Elles agissent comme des récepteurs spécifiques pour les hormones et autres messagers chimiques,
- Certaines agissent comme des enzymes,
- Certaines participent aux fonctions de transport à travers la membrane.

2.1.1.2 Noyau

Le noyau est généralement assez gros et caractérisé par une forme tendanciellement sphéroïde entourée d'une membrane similaire à la membrane plasmique. Une telle membrane est équipée de minuscules pores à travers lesquels certaines substances peuvent traverser le noyau et le cytoplasme. Le matériau à l'intérieur du noyau est généralement appelé nucléoplasme.
Le noyau contient le matériel génétique de l'organisme qui dirige toutes les activités de la cellule. Le matériel génétique est constitué d'acide désoxyribonucléique (ADN) et de protéines appelées histones. L'ADN et les histones forment ensemble une fine toile filamenteuse appelée chromatine, dont la forme ressemble à de minuscules brins de perles. Au cours de la division cellulaire, la chromatine se réplique et devient de plus en plus enroulée, formant ainsi des chromosomes. Les sous-unités fonctionnelles des chromosomes sont appelées gènes. Chaque cellule contient le complément total de gènes (génome) nécessaires pour synthétiser toutes les protéines du corps, mais la plupart des cellules ne synthétisent que les protéines essentielles à ses fonctions spécialisées. Il est donc clair que chaque cellule n'utilise qu'une partie du génome ou du code génétique.
Dans le noyau, près de la membrane nucléaire, il y a un corps sphérique hautement réfractif appelé nucléole. C'est une masse comprimée composée d'un mélange de

granules d'ARN et de protéines. L'ARN se libère du nucléole à travers les pores nucléaires et s'étend dans le cytoplasme.
Les seules cellules qui n'ont pas de noyau sont les globules rouges mures.

2.1.1.3 Organites cytoplasmiques

Les organites cytoplasmiques comprennent les mitochondries, les ribosomes, le réticulum endoplasmique, l'appareil de Golgi, les lysosomes, les centrioles, les microfilaments et les microtubules.

- Mitochondries
  Les mitochondries sont des organites qui ont une forme similaire à celle d'une saucisse et sont souvent décrits comme la centrale électrique de la cellule. Ils sont impliqués dans la respiration aérobie, le processus par lequel l'énergie chimique sous forme d'adénosine triphosphate (ATP) est mise à la disposition de la cellule par une série de réactions chimiques. L'ATP est en outre décomposé en énergie libre lorsque la cellule en a besoin.
  La distribution des mitochondries peut différer dans les cellules. Ces orphelins ont tendance à s'accumuler dans les parties du cytoplasme où l'activité métabolique est plus intense, pour cette raison les cellules métaboliquement actives telles que les cellules musculaires et les cellules hépatiques ont de grandes quantités de mitochondries.

- Ribosomes
  Ce sont de minuscules granules denses en électrons et ayant une densité qui empêche les électrons de pénétrer et qui en fait des corps sombres à l'observation. Les ribosomes sont composés d'acide ribonucléique (ARN) et de protéines. Ils sont situés à l'intérieur du noyau, du nucléole et de la surface externe du réticulum endoplasmique rugueux. Les ribosomes synthétisent des protéines à partir d'acides aminés.

- Réticulum endoplasmique
  Il représente une série d'interconnexions et de canaux membraneux. Le réticulum endoplasmique est divisé en deux types : lisse ou rugueux.
  Le réticulum endoplasmique lisse (SER) est dépourvu de granules ribosomales et synthétise des lipides, du glycogène et des stéroïdes hormonaux, il est associé

à la désintoxication des médicaments. Le réticulum endoplasmique rugueux (RER) est extrêmement riche en ribosomes et représente le lieu de la synthèse des protéines, où les enzymes et les hormones sont exportées de la cellule mère pour être utilisées par d'autres cellules du corps.

- Appareil de Golgi
  C'est un organite supranucléaire composé d'une série de sacs membraneux aplatis et pliés. Il indique l'endroit où les protéines synthétisées par le réticulum endoplasmique rugueux sont traitées. Les protéines passent du réticulum endoplasmique rugueux à l'appareil de Golgi, où elles sont d'abord traitées puis incorporées dans de petites vésicules liées à la membrane appelées granules sécrétoires. Ces vésicules sont stockées et, si nécessaire, se déplacent vers la membrane plasmique à travers laquelle les protéines sont exportées.

- Lysosomes
  Les lysosomes sont des vésicules liées à la membrane qui contiennent une grande variété d'enzymes hydrolytiques dont la fonction principale est la digestion intracytoplasmique.
  Ils sont impliqués dans la digestion des déchets et des matières nocives présents dans la cellule après absorption de l'environnement extérieur. Les lysosomes sont présents dans presque toutes les cellules du corps, mais ils sont particulièrement abondants dans les cellules qui présentent une activité phagocytaire, à savoir les macrophages et les leucocytes neutrophiles.

- Centrioles
  Chaque cellule de division contient deux centrioles situés près de la membrane nucléaire. La région dense du cytoplasme dans laquelle les centrioles sont présents est appelée centrosome.
  Chaque centriole a deux corps cylindriques placés perpendiculairement l'un à l'autre. Chaque cylindre est constitué de 27 microtubules disposés en neuf faisceaux. Chaque faisceau est composé de trois microtubules appelés triplets.
  Au cours de la division cellulaire, deux centrioles se divisent pour former deux nouveaux centrioles et les centrioles parents migrent vers les côtés opposés de la cellule.
  Centriole synthétise des microtubules pour former le fuseau pendant la division cellulaire.

- Microfilaments
  Ce sont de minuscules filaments de protéines qui fournissent un soutien structurel à la cellule et maintiennent sa forme caractéristique. Ils sont impliqués dans de nombreuses fonctions cellulaires ; Un exemple est l'activité contractile des cellules musculaires, qui est le résultat de l'interaction entre deux types de microfilaments : la myosine et l'actine.

- Microtubules
  Les microtubules sont de minuscules structures tubulaires constituées de protéines. Ils ont une variété de fonctions telles que le transport intracellulaire d'autres organites cellulaires et les mouvements cellulaires et cils.

Approfondissement clinique

Hérédité cytoplasmique : toutes les mitochondries présentes dans un ovule fécondé (zygote) appartiennent à la mère car le spermatozoïde qui pénètre dans l'ovule lors de la fécondation ne contient pas de mitochondries. Il s'ensuit donc que tout l'ADN mitochondrial du fœtus appartient à la mère, ce qui explique une forme unique d'héritage qui se transmet exclusivement de la mère à l'enfant.

Ce type d'hérédité est connu sous le nom d'hérédité cytoplasmique. Une cause rare de cécité, la neuropathie optique héréditaire de Leber, serait héritée de cette manière.

Résistance aux médicaments : Une personne qui utilise à plusieurs reprises des médicaments addictifs a tendance à développer une tolérance au médicament pris. Cette réponse se traduit par une plus grande quantité nécessaire pour que les médicaments prennent effet.

L'utilisation répétée de médicaments, en fait, provoque la prolifération du réticulum endoplasmique lisse, qui est activé pour initier la désintoxication du médicament et protéger la cellule. Grâce aux plus grandes quantités de réticulum endoplasmique, les cellules sont capables de gérer de plus grandes quantités de médicaments.

2.1.2 Division cellulaire

Il existe deux types de division cellulaire : la mitose et la méiose.

2.1.2.1 Mitose

C'est division cellulaire dans laquelle la cellule mère diploïde donne naissance à deux cellules filles diploïdes identiques en termes de matériel génétique et de cytoplasme. La mitose est la méthode la plus courante de division cellulaire et se produit dans presque toutes les cellules somatiques et les cellules germinales immatures. Il se produit en deux étapes : la réplication de l'ADN et la division cellulaire.
Étant donné que la durée de vie de la plupart des cellules du corps est limitée, il est essentiel que les cellules identiques produites à la suite de la division cellulaire ou de la mitose soient remplacées. La plupart des tissus subissent un renouvellement constant en raison de la division cellulaire continue et de la mort cellulaire. Les exceptions sont le tissu nerveux et le muscle cardiaque, qui ne se multiplient pas après la naissance et, par conséquent, ne peuvent pas se régénérer.
Le taux de renouvellement cellulaire varie considérablement entre les différents tissus. Il est rapide dans l'épithélium du tube digestif et dans l'épiderme de la peau, alors qu'il est lent dans le pancréas et la thyroïde.
Au cours de la mitose, 23 paires de chromosomes sont répliquées. Dans le processus, deux ensembles de chromosomes identiques se déplacent vers des pôles opposés de la cellule mère, qui se divise par la suite : chaque cellule fille reçoit une série de 23 paires de chromosomes.

Cycle cellulaire

Le cycle cellulaire est défini comme le temps qu'il faut à une cellule pour se diviser en deux cellules filles. Il est divisé en quatre phases de durée différente :

- *Phase G1, 12 heures : représente la* période cruciale du cycle cellulaire au cours de laquelle la cellule décide de commencer la division cellulaire. Elle correspond à la période de synthèse des différents métabolites nécessaires à la division cellulaire.
- *Phase S (phase synthétique), 6 heures :* est la période de synthèse de l'ADN.
- *Phase G2, 4 heures : indique la* période pendant laquelle la fidélité de la réplication de l'ADN est vérifiée et les erreurs éventuelles sont corrigées.
- *Phase M, 2 heures :* c'est la période de division cellulaire réelle.

La transition entre la phase G2 et la phase M est régulée par le facteur qui favorise la mitose. En outre, il existe des mécanismes de régulation pour la division cellulaire contrôlée au besoin.

2.1.2.2 Méiose

La méiose est un type spécial de division cellulaire qui se produit uniquement dans les cellules germinales lors de la production de gamètes.
Il se compose de deux divisions cellulaires (méiose I et méiose II). Dans la division méiotique, le germe diploïde de la cellule donne naissance à quatre gamètes haploïdes. Pendant la méiose, les paires de chromosomes se séparent et l'une de chaque paire se déplace vers les pôles opposés de la cellule mère. Au moment de la division, chacune des cellules filles n'a que 23 chromosomes. Cela signifie que lorsque l'ovule est fécondé avec du sperme, le zygote résultant aura 46 chromosomes. L'enfant aura alors certaines caractéristiques héritées de la mère et d'autres du père.

Mitose	Méiose
Se produit dans les cellules somatiques	Se produit dans les cellules germinales
Elle est complétée dans une séquence	Elle est complétée en deux séquences
Forme deux cellules filles contenant le même nombre de chromosomes que la cellule mère	Forme quatre cellules filles contenant la moitié des chromosomes de la cellule mère
Les cellules filles sont identiques à la cellule d'origine	Les cellules filles ne sont pas identiques à la cellule d'origine
Il n'y a pas d'échange d'ADN maternel et paternel	En petites quantités, un échange d'ADN maternel et paternel a lieu

2.2 Tissus

Les tissus sont formés par des groupes de cellules qui remplissent une fonction similaire. Le terme tissu comprend la formation cellulaire et la substance intercellulaire présente.

Quatre principaux types de tissus peuvent être observés dans le corps humain :

- Tissu épithélial
- Tissu conjonctif
- Chair
- Tissu nerveux

Dans ce chapitre, nous approfondirons les tissus épithéliaux et conjonctifs, le reste sera approfondi en détail dans les chapitres suivants.

2.2.1 Tissu épithélial

Le tissu épithélial, également appelé épithélium, peut être défini comme une feuille de cellules. La partie la plus profonde de cette surface repose sur la membrane basale.
Les cellules de l'épithélium forment une couche continue dans laquelle les cellules sont étroitement liées et il y a peu ou pas de matrice intercellulaire entre elles.
L'épithélium recouvre la surface du corps, recouvre les cavités corporelles (la cavité péritonéale en est un exemple), recouvre les tubes (par exemple, le tractus gastro-intestinal, les voies respiratoires, les voies génito-urinaires et les vaisseaux sanguins) et forme des glandes (par exemple, exocrines et endocriniennes).
L'épithélium a une capacité de régénération élevée qui peut varier de quelques jours comme dans le cas de la muqueuse épithéliale et de l'intestin grêle, jusqu'à un mois dans l'épiderme de la peau.

2.2.2 Classification des tissus épithéliaux

L'épithélium est divisé principalement en deux groupes : l'épithélium simple et l'épithélium composé ou stratifié.
Lorsque la feuille de tissu est constituée d'une seule couche de cellules, on parle d'épithélium simple. S'il y a plusieurs couches cellulaires, on parle d'épithélium composé ou stratifié.

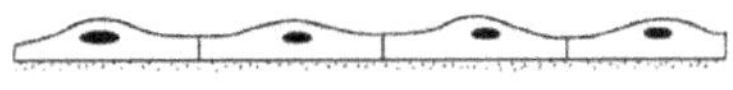

Épithélium pavimenteux simple

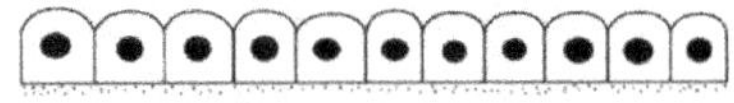

Épithélium cubique simple

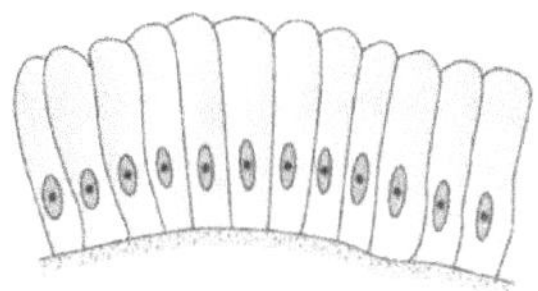

Epithélium aveconnare simple

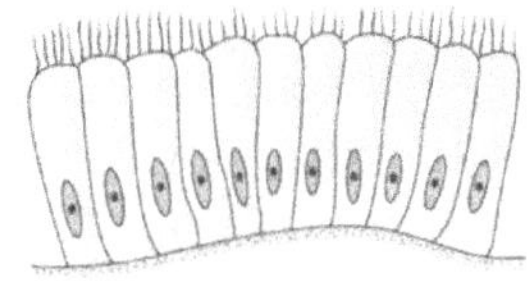

Épithélium cylindrique cilié simple

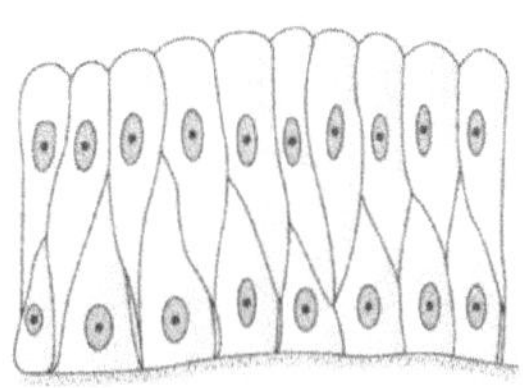

Épithélium cylindrique
pseudostratifié non cilié

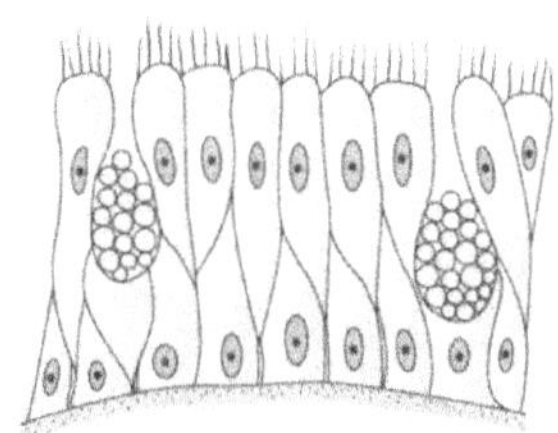

Épithélium cylindrique
pseudostratifié cilié

2.2.2.1 Épithélium simple

L'épithélium simple peut être classé en trois groupes différents en fonction de la forme des cellules qui le composent.

- Épithélium pavimenteux simple
  Cet épithélium est constitué de cellules de forme plate reliées entre elles en forme de mosaïque, par exemple l'endothélium du cœur et des vaisseaux sanguins, le mésothéliome de la membrane séreuse et l'épithélium de revêtement des alvéoles des poumons.

- Épithélium cubique simple
  Ce type de tissu épithélial se compose de cellules cubiques, qui comprennent la muqueuse des follicules thyroïdiens et l'épithélium de l'ovaire.

- Épithélium cylindrique simple
  L'épithélium cylindrique simple est constitué de cellules dont la silhouette ressemble à de hautes colonnes. Cette catégorie comprend les cellules qui tapissent l'épithélium du tractus gastro-intestinal et ses glandes, la vésicule biliaire et les voies biliaires.

Dans les cas où l'épithélium cylindrique simple est caractérisé par la présence de cils le long de sa surface libre, on parle d'épithélium cylindrique cilié, il est observable dans l'épithélium central de la muqueuse du canal de la moelle épinière et des vésicules cérébrales.
Il y a des cas où l'épithélium cylindrique simple se compose de deux types de cellules cylindriques, hautes et minces et courtes et épaisses, dans lesquelles les cellules hautes atteignent la surface tandis que les cellules courtes sont incapables de l'atteindre. Dans une telle circonstance, les noyaux sont situés à différents niveaux, donnant un aspect stratifié au tissu. Comme les cellules sont presque toujours ciliées, ce type d'épithélium est appelé épithélium cylindrique cilié pseudostratifié. Un exemple de ceci est l'épithélium de la muqueuse des voies respiratoires supérieures.
L'épithélium cylindrique cilié pseudostratifié est toujours associé à des cellules caliciformes sécrétant du mucus.

2.2.2.2 Épithélium composé ou stratifié

L'épithélium composé peut être classé en trois groupes en fonction de la forme des cellules de la couche superficielle.

- Épithélium stratifié pavimenteux
  Dans ce type d'épithélium, la couche superficielle est constituée de cellules malpighiennes. Dans les cas où la couche superficielle est humide, les cellules superficielles ne sont pas kératinisées et le tissu est appelé Épithélium stratifié pavimenteux non kératinisé. Un exemple est l'épithélium qui tapisse la cavité buccale, la partie inférieure du canal et le vagin.
  Si la couche superficielle n'est pas humide, et est donc exposée à l'air, les cellules de surface subissent une kératinisation dans laquelle les cellules sont mortes et le cytoplasme est remplacé par de la kératine. Ce type de tissu est appelé épithélium stratifié kératinisé. Un exemple est l'épiderme de la peau.

- Épithélium de revêtement stratifié cubique
  Dans l'épithélium de revêtement stratifié cubique, la couche superficielle est constituée de cellules caractérisées par une forme cubique. Il est observable dans le canal des glandes sudoripares ou dans les tubules séminifères.

- Épithélium de revêtement stratifié cylindrique

Dans cette catégorie d'épithélium, la couche superficielle est constituée de cellules ayant une forme similaire à celle d'une colonne. Un exemple de ceci sont les grands canaux des glandes.

Épithélium transitionnel

L'épithélium transitionnel représente une variété particulière d'épithélium stratifié et est caractéristique des voies urinaires, à savoir l'uretère, la vessie, l'urètre, etc.

Dans un sens, il peut être défini comme similaire à l'épithélium stratifié non kératinisé mais, contrairement aux cellules de surface plates caractéristiques de l'épithélium stratifié, les cellules de surface de l'épithélium transitionnel sont grandes, de forme arrondie et équipées d'un cytoplasme abondant et de noyaux proéminents. De plus, les cellules de surface sont reliées par des jonctions serrées.

L'épithélium de transition possède deux types de transitions :

- Transition dans la surface cellulaire
  Une telle transition se produit lorsque l'organe est détendu. Dans ces cas, les cellules ont la forme d'un parapluie mais, en cas de distension de l'organe, elles prennent une forme plate.

- Transition dans le nombre de couches cellulaires
  Cette transition se produit dans les cas où l'organe détendu est composé de 5 ou 6 couches de cellules, tandis que pendant l'étirement ou la distension, les couches sont réduites à 2 ou 3.

Généralement, l'épithélium transitionnel est décrit comme un tissu composé de trois couches : une couche superficielle formée de grandes cellules polyédriques (cellules parapluies), une couche intermédiaire dans laquelle les cellules ont une forme de poire et enfin une couche plus profonde caractérisée par des cellules plus petites (colonnes basses ou cuboïdes). Les cellules de toutes les couches sont reliées à la membrane basale par des jonctions cellulaires.

La surface luminale de l'épithélium transitionnel est recouverte d'une lamelle osmiophile épaisse, qui remplit la tâche d'imperméable à l'urine.

2.2.3 Spécialisation dans la surface apicale des cellules épithéliales

2.2.3.1 Microvillosités

Ce sont de petites projections avec une forme similaire à celle des doigts (1-2μm de longueur). Ils contiennent un noyau de filaments d'actine, qui sont ancrés au réseau terminal dans le cytoplasme apical. Ils sont recouverts d'une couche de glycoprotéine (glycocalyx).
Les microvillosités augmentent la surface de la membrane cellulaire pour améliorer l'absorption et sont observables dans le tissu tapissant l'épithélium de la vésicule biliaire et de l'intestin grêle.

Stéréocils
Les stéréocils sont de longues microvillosités (environ 5-10 μm de long) sans noyau de filaments d'actine et non mobiles. Les exemples incluent la muqueuse épithéliale de l'épididyme où l'absorption s'améliore, ou les récepteurs cochléaires et vestibulaires où ils agissent comme transducteurs sensoriels.

Cils
Ce sont des projections cytoplasmiques filamenteuses mobiles provenant de l'intérieur de la cellule. Chaque cils contient un noyau de microtubules (tubuline alpha et bêta) appelé axonème. L'axonème est constitué de globules de microtubules entourant deux microtubules centraux (arrangement 9 + 2).
Les cellules ciliées sont entrecoupées de cellules caliciformes qui sécrètent du mucus. Sur la surface libre des cellules ciliaires, il y a toujours un film muqueux, comme dans la muqueuse épithéliale des voies respiratoires où le mucus est déplacé vers le pharynx. Ils sont également observables dans la muqueuse linéaire des trompes de Fallope, où ils agissent pour déplacer les œufs vers la cavité utérine. À la base de chaque cil se trouve un corps basal composé de 9 microtubules triplets et aucun microtubule central (arrangement 9 + 0).

Étant donné que les glandes sont composées de cellules épithéliales dans lesquelles les cellules sont spécialisées pour la production d'une sécrétion de liquide dont la composition diffère du sang ou du liquide intercellulaire, il convient d'inclure un bref compte rendu des glandes dans cette section.

2.2.3.2 Glandes

Les glandes sont des cellules épithéliales spécialisées qui produisent des sécrétions spécifiques. Ces cellules peuvent exister isolées d'autres cellules non sécrétoires présentes dans l'épithélium, telles que les cellules caliciformes, ou elles peuvent former des couches d'épithélium très compatibles avec la fonction sécrétoire, un exemple est la muqueuse de l'estomac.
Les glandes peuvent être de deux types : unicellulaire et multicellulaire :

- Glandes unicellulaires
  Ce sont des glandes constituées d'une seule cellule. Ils sont observés dans les cellules caliciformes sécrétant du mucus qui sont présentes dans l'épithélium cylindrique des voies respiratoires et de l'intestin.

- Glandes multicellulaires
  Ce type de glande provient de la muqueuse épithéliale à travers le processus de prolifération et d'évagination dans le tissu conjonctif sous-jacent.

Lorsque les glandes maintiennent naturellement leur connexion à l'épithélium superficiel par un canal tubulaire tapissé de cellules épithéliales, elles sont appelées glandes exocrines ou glandes canalaires. Les sécrétions de ces glandes atteignent la surface par les conduits dont elles sont équipées.
Si les glandes perdent leur connexion avec l'épithélium superficiel, elles sont appelées glandes endocrines ou sans conduit. La sécrétion de ces glandes se produit par la circulation sanguine.

2.2.3.3 Classification des glandes

La classification des glandes peut avoir lieu selon plusieurs critères, c'est-à-dire selon le schéma de ramification du canal, selon le mode de sécrétion ou selon la nature du produit sécrétoire.
Classification selon le schéma de ramification des conduits
Selon cette classification, les glandes peuvent être divisées en :

- Glandes simples : dans lesquelles le canal de la glande ne se ramifie pas ;
- Glandes composées : dans lesquelles le canal de la glande se ramifie à plusieurs reprises.

Une autre classification de ces glandes est basée sur la forme de la partie sécrétoire.

- Tubulaires - où le conduit est relié à la partie sécrétoire tubulaire ;
- Acineuses : où le canal est relié à la partie sécrétoire en forme de sac.

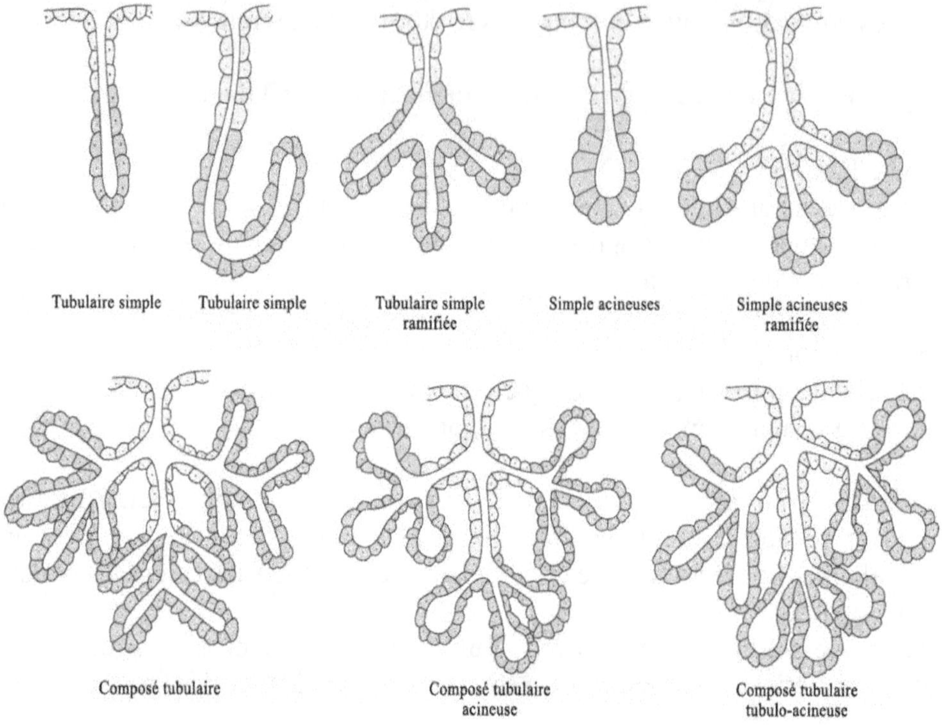

Glandes simples
Les glandes simples peuvent être tubulaires ou acineuses.
À leur tour, les glandes tubuleuses peuvent être divisées en trois types :

- Glandes tubuleuses simples, par exemple, les glandes intestinales ;
- Glandes à boules tubulaires simples, par exemple, glandes sudoripares ;
- Glandes tubuleuses ramifiées simples, par exemple, les glandes gastriques et utérines.

Les glandes acineuses sont divisées en deux catégories :

- Glandes acineuses simples, par exemple, les glandes urétrales et para-urétrales dans le sexe masculin ;
- Glandes acineuse simples ramifiées, par exemple, glandes sébacées.

Glandes composées

Les glandes composées peuvent être classées en trois groupes en fonction de la forme de leurs parties sécrétoires :

- Glandes composées tubuleuses, par exemple, les glandes bulbo-urétrales dans le sexe masculin ;
- Composés glandes acineuses, par exemple, glandes salivaires;
- Glandes composées acineuses, par exemple, la prostate.

2.2.3.4 Classification par sécrétion

Dans une telle classification, les glandes peuvent être divisées en trois catégories :

- Glandes mérocrines : dans lesquelles la sécrétion est libérée par exocytose à travers la membrane cellulaire ; Cela inclut la plupart des glandes dans le corps comme les glandes salivaires.
- Glandes apocrines : dans lesquelles la sécrétion s'accumule d'abord à l'intérieur de la cellule dans la partie apicale, puis une partie de la cellule (protoplasme) est déchargée avec la sécrétion. La partie éliminée de la cellule devient une partie de la sécrétion elle-même, les glandes mammaires en sont un exemple.
- Glandes holocrine : dans lesquelles toute la cellule sécrétoire est libérée avec le produit sécrétoire. De cette façon, la cellule entière devient une partie de la sécrétion, les glandes sébacées en sont un exemple.

2.2.3.5 Classification selon la nature du produit sécrétoire

Dans ce type de classification,
les glandes peuvent être divisées en groupes suivants :

- Glandes muqueuses : par exemple la glande salivaire sublinguale ;
- Glandes séreuses : par exemple la glande parotide ;
- Glandes séro-muqueuses : par exemple la glande sous-maxillaire ;
- Glandes cellulaires : par exemple testicule et ovaire.

2.2.3.6 Classification des glandes endocrines

La classification des glandes endocrines est complexe en raison des nombreuses variables présentes dans leur structure. Cependant, il est possible de différencier deux types de glandes endocrines selon le regroupement de cellules : les glandes endocrines du cordon ombilical et les glandes folliculaires.

- Glandes endocrines cordons : ce groupe de glandes endocrines représente les glandes dans lesquelles les cellules forment des structures allongées appelées cordons et dans lesquelles il y a des caillots provenant des capillaires sanguins fenêtrés (sinusoïdes) et du tissu conjonctif réticulaire. La sécrétion est expulsée directement dans les capillaires. La plupart des glandes endocrines appartiennent à ce groupe.
- Glandes folliculaires : ce sont des glandes endocrines dans lesquelles les cellules sont disposées de manière à former des follicules. La sécrétion est d'abord stockée dans les follicules puis libérée dans les capillaires selon les besoins du corps. La thyroïde est un exemple de ce type de glande endocrine.

2.2.4 Tissu conjonctif

Le tissu conjonctif est présent dans tout le corps et, comme son nom l'indique, sa tâche principale est d'unir ou de soutenir les autres tissus de l'organisme.
Le tissu conjonctif est constitué de cellules séparées les unes des autres par une matrice extracellulaire abondante sécrétée par les cellules elles-mêmes. La matrice se compose de deux composants, à savoir les fibres et la substance fondamentale (amorphe).
Par conséquent, les trois composants essentiels du tissu conjonctif sont :

- Substance de base
- Fibres
- Cellules

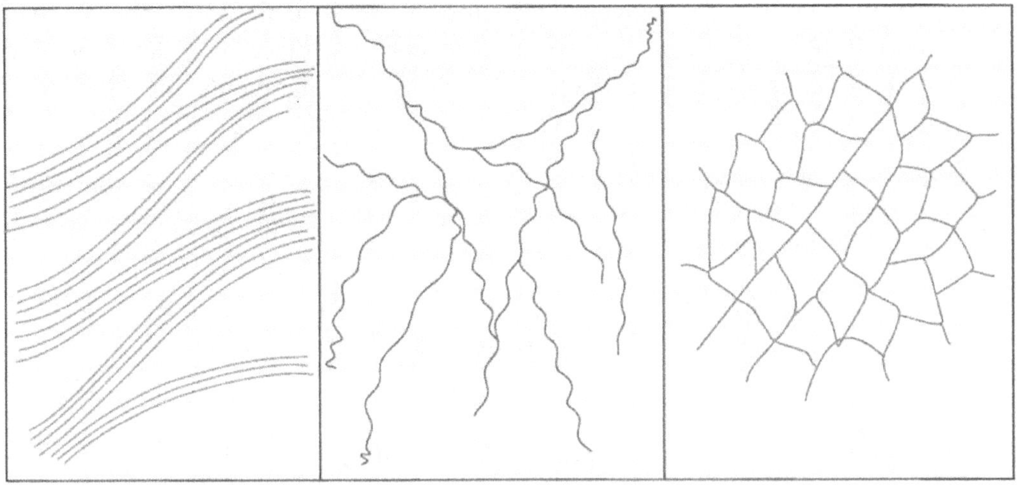

Fibres de collagène — Fibres de collagène élastiques — Fibres de collagène réticulaires

2.2.4.1 Matière de base

La substance fondamentale, ou amorphe, est composée de protéines non fibreuses (par exemple l'acide hyaluronique et le sulfate de chondroïtine) et de molécules polysaccharidiques complexes.

2.2.4.2 Fibres

Les fibres peuvent être divisées en trois catégories : les fibres de collagène, les fibres élastiques et les fibres réticulaires. Les trois catégories de fibres sont composées de deux types de protéines, à savoir le collagène et l'élastine.

- Fibres de collagène : elles sont formées par une protéine appelée collagène. Ces fibres sont flexibles mais extrêmement résistantes. Les fibres de collagène se trouvent principalement dans des faisceaux qui peuvent se ramifier et se joindre aux faisceaux voisins (les fibres individuelles ne se ramifient pas).
  Il existe 19 types de fibres de collagène, et chacune est désignée par un chiffre romain, à savoir : type I, type II, type III, etc. Le type I est le plus courant et représente environ 90% du collagène présent dans le corps.

Les fibres de collagène sont les principales fibres du tissu conjonctif et sont essentielles pour fournir un soutien et une résistance. On les trouve en abondance dans les os, le cartilage, les tendons et les ligaments. Le collagène est la protéine la plus abondante dans le corps et représente 30% de la protéine totale du corps.

- Fibres élastiques : Elles sont constituées d'une protéine appelée élastine. Ils peuvent être étirés et rétractés de leur position d'origine, ce qui les rend essentiels pour fournir de l'élasticité à certains tissus tels que la peau, les vaisseaux sanguins et le tissu pulmonaire. Les fibres élastiques sont distribuées individuellement et peuvent se ramifier.

- Fibres réticulaires : elles sont constituées de collagène protéique de type III. Ils se caractérisent par une forme semblable à des fils minces et délicats qui se ramifient et se rejoignent pour former une fine toile. Ce groupe de fibres forme la structure de certains organes tels que la rate, les ganglions lymphatiques, le foie ou la moelle épinière.

Toutes les catégories de fibres du tissu conjonctif sont synthétisées par les fibroblastes.

Approfondissement clinique
Chéloïde : la formation chéloïde est une déviation de la cicatrisation normale des plaies où une accumulation excessive de fibres de collagène se produit, ce qui entraîne une augmentation de la cicatrice tumorale. L'ostéogenèse imparfaite est un défaut génétique impliquant du collagène de type I et implique des fractures osseuses spontanées.

2.2.4.3

Les cellules du tissu conjonctif peuvent être divisées en deux catégories : les cellules fixes et les cellules mobiles.

Cellules fixes	Cellules mobiles
Fibroblastes / Fibrocytes	Neutrophiles
Macrophages (histiocytes)	Eosinophilique
Mastocytes	Basophiles

Cellules fixes	Cellules mobiles
Adipocytes (cellules graisseuses)	Monocytes
Cellules pigmentées	Lymphocytes de bande T
Cellules réticulaires	Plasmocytes

- Cellules fixes
  Elles représentent des cellules à longue durée de vie, qui forment une population stable qui reste dans le tissu conjonctif. Cette catégorie comprend :

  - Fibroblastes / fibrocytes
    Ce sont les cellules du tissu conjonctif les plus abondantes, elles sont présentes dans presque tous les types de tissu conjonctif. Ce sont de grandes cellules irrégulières, dotées d'un noyau ovoïde et d'un nucléole proéminent.
    Les fibroblastes sont impliqués dans la synthèse et la sécrétion de la substance fondamentale et dans toutes les fibres présentes dans le tissu conjonctif (collagène, élastine et fibres réticulaires). Les fibroblastes et les fibrocytes, bien qu'ils soient la même cellule, ont une différence fonctionnelle. Les fibroblastes sont les cellules actives capables de produire la matrice, tandis que les fibrocytes sont des cellules sans activité synthétique et sont plus petites et plus minces.
    Les fibroblastes jouent un rôle clé dans la cicatrisation des plaies grâce à la synthèse des fibres de collagène. Les fibrocytes n'effectuent que des activités d'entretien. En cas de besoin tel que la cicatrisation des plaies, les fibrocytes reviennent à la forme fibroblastique active. La formation de collagène est altérée en cas de carence en vitamine C.
  - Macrophages (histiocytes)
    Ce sont des cellules de forme irrégulière caractérisées par de courtes projections ramifiées. Les macrophages proviennent de monocytes présents dans la circulation sanguine.
    Lorsque les monocytes pénètrent dans le tissu, ils mûrissent et sont appelés macrophages. Ce groupe de cellules est présent dans presque tous les tissus du corps et a la fonction de phagocytes.

- Les mastocytes sont de petites cellules ovales dans lesquelles le noyau est situé au centre et le cytoplasme possède de nombreux granules. Ce sont des cellules dérivées de cellules souches présentes dans la moelle osseuse.
  Les mastocytes ont une fonction dans les réactions d'hypersensibilité immédiate (réaction anaphylactique). La surface des mastocytes a des récepteurs pour les immunoglobulines (anticorps) produites par les plasmocytes lors de la première exposition à un allergène, par exemple le pollen ou les poisons, qui sensibilisent les mastocytes.
  Les mastocytes, lors de la deuxième exposition au même allergène, sécrètent les substances suivantes provoquant la réaction classique de gonflement et de rougeur de la peau :

  - Anticoagulant héparine ;
  - Histamine, qui dilate les petits vaisseaux sanguins pour augmenter la perméabilité vasculaire et provoque la contraction des muscles lisses des bronches ;
  - Les leucotriènes, qui augmentent la perméabilité vasculaire, provoquent une vasodilatation et une contraction des muscles lisses des bronches ;
  - Facteur chimiotactique éosinophile, qui attire les éosinophiles sur le site de l'inflammation.

- Adipocytes Aussi appelés cellules graisseuses, ce groupe identifie les cellules du tissu conjonctif qui synthétisent et stockent de grandes quantités de lipides. Ils sont caractérisés par une forme sphérique dans laquelle les lipides occupent presque toute la cellule, provoquant l'extension du cytoplasme comme un bord mince autour des lipides. Le noyau est de forme plate et situé latéralement dans la partie périphérique de la cellule.
  Les adipocytes se trouvent individuellement dans le tissu aréolaire lâche et en groupes dans le tissu adipeux. Ils absorbent et métabolisent le glucose pour fournir de l'énergie par glycolyse.

- Cellules pigmentées
  Les cellules pigmentaires, ou mélanocytes, synthétisent un pigment brun foncé appelé mélanine, qui est responsable de la protection des tissus contre les effets néfastes des rayons ultraviolets. Les cellules pigmentées se trouvent dans la

peau, l'iris, la choroïde du globe oculaire et certaines zones du cerveau. Ils se caractérisent par une forme d'étoile et sont dotés de nombreuses branches.
Le cytoplasme contient des granules de mélanine appelés mélanosomes.

- Cellules réticulaires
  Les cellules réticulaires se trouvent dans les tissus conjonctifs réticulaires. Ce sont des cellules ramifiées avec une forme plate et des noyaux et un cytoplasme peu colorés. Elles ressemblent à des fibroblastes et produisent des fibres réticulaires auxquelles les cellules sont attachées.

• Cellules mobiles
Les cellules mobiles sont des cellules qui se déplacent dans le corps et se caractérisent par une courte durée de vie. Ils sont continuellement remplacés par des cellules dans le sang. Habituellement, ce groupe de cellules pénètre dans le tissu conjonctif pendant l'inflammation en exploitant la circulation sanguine. Ils seront décrits en détail dans le chapitre consacré au système cardiovasculaire.

2.2.5 Classification du tissu conjonctif

Le tissu conjonctif peut être classé dans les deux macro-catégories suivantes :

• Tissu conjonctif proprement dit
  - Tissu conjonctif lâche (aréolaire) ;
  - Tissu conjonctif dense et régulier ;
  - Tissu conjonctif dense irrégulier ;
  - Tissu conjonctif élastique ;
  - Tissu conjonctif adipeux ;
  - Tissu conjonctif réticulaire.

• Tissu conjonctif spécialisé
  - Os ;
  - Tissu cartilagineux ;
  - Tissu adipeux ;
  - Tissu ganglionnaire ;

- Sang.

Tissu conjonctif lâche

Il représente le tissu conjonctif le plus répandu dans le corps. Il se compose d'un large réseau de tissage contenant les trois types de fibres (collagène, élastique, réticulaire) et contient presque tous les types de cellules du tissu conjonctif avec une majorité de fibroblastes. Les fibres et les cellules sont dispersées dans la substance fondamentale semi-fluide.

Une grande partie du liquide corporel est située dans le tissu conjonctif lâche. Le tissu conjonctif lâche enveloppe et lie le tissu entourant les muscles, les nerfs et les vaisseaux, tout en reliant la peau au couche profond en dessous. Enfin, il permet à la peau de bouger lorsqu'une partie du corps est frottée.

Tissu conjonctif dense régulier

Il se compose principalement de faisceaux denses de fibres de collagène. Les faisceaux de fibres de collagène sont situés parallèlement à la direction de la force exercée sur le tissu. Les fibroblastes sont présents et disposés en rangées entre les faisceaux de fibres de collagène. Le tissu conjonctif dense est blanc argenté et forme des tendons, des aponévroses et des ligaments.

Tissu conjonctif dense irrégulier

Ce tissu est constitué de faisceaux denses de fibres de collagène qui s'entrelacent pour fournir une résistance à la force de traction dans toutes les directions. Le tissu conjonctif dense et irrégulier forme le derme de la peau, le périoste, la capsule fibreuse des articulations et la matrice de collagène de l'os appelée ostéoïde.

Tissu conjonctif élastique

Ce tissu se compose principalement de fibres élastiques de couleur jaunâtre et disposées irrégulièrement. Les fibres peuvent être étirées jusqu'à 1,5 fois leur longueur d'origine et sont capables de retrouver leur forme d'origine. Le tissu conjonctif élastique est situé dans les parois des artères élastiques (telles que l'aorte et les grosses artères), dans les cordes vocales du larynx, dans le ligament nucal à l'arrière du cou, dans le ligament entre les arcades des vertèbres, etc.

Tissu conjonctif adipeux

Le tissu conjonctif adipeux est constitué de grandes agrégations de cellules graisseuses ou adipocytes. Les cellules graisseuses stockent des gouttelettes de graisse dans leur

cytoplasme, gonflant et poussant leur noyau vers la zone périphérique. Le cytoplasme est présent sous la forme d'une fine bordure autour de la graisse stockée.
La graisse est utilisée non seulement comme réserve alimentaire, mais aussi comme protection et soutien pour les organes. Le tissu adipeux est présent en abondance dans la bande superficielle profonde de la peau, autour des reins, dans les vaisseaux sanguins autour du cœur, dans les seins des femmes sexuellement matures, etc.

Tissu conjonctif réticulaire
Il est constitué d'un réseau de fibres réticulaires et de cellules réticulaires. Le tissu réticulaire contient des macrophages, c'est-à-dire des cellules phagocytaires. Le tissu conjonctif réticulaire forme la structure réticulaire de certains organes tels que la rate, les ganglions lymphatiques, le foie, la moelle osseuse et la lame réticulaire de la membrane basale.

Les tissus spécialisés seront décrits dans les prochains chapitres consacrés aux systèmes auxquels ils appartiennent.

2.2.6 Régénération tissulaire

La régénération tissulaire se produit par la réplication des cellules d'origine, c'est-à-dire par mitose. Le taux de régénération dépend du taux de remplacement physiologique normal de cellules spécifiques : les tissus caractérisés par un renouvellement rapide pourront se régénérer plus rapidement que les tissus avec un renouvellement cellulaire plus long.
Sur la base du renouvellement physiologique des cellules, les cellules peuvent être divisées en trois catégories :

- Cellules dans lesquelles la réplication et la régénération sont des processus continus. Ce groupe comprend :
    - Épithélium Pella, membrane muqueuse, glandes sécrétoires, canaux, muqueuse de l'utérus ;
    - Moelle.

- Cellules qui, bien que capables de se régénérer, démarrent rarement ce processus. Cette catégorie comprend :

- Cellules hépatiques, rénales et pancréatiques ;
- Fibroblastes ;
- Cellules musculaires lisses ;
- Ostéoblastes et ostéoclastes de l'os.

• Cellules qui sont incapables de se répliquer après avoir terminé la phase de croissance. Il s'agit notamment des éléments suivants :
  - Cellules nerveuses (neurones) ;
  - Muscles squelettiques et cardiaques.

2.3 Différenciation cellulaire

Les cellules se différencient en différents groupes en fonction de caractéristiques structurelles et fonctionnelles spécifiques au stade initial de développement. Par exemple, les cellules épithéliales développent des caractéristiques différentes des lymphocytes.
Dans la vie postnatale, lorsque les cellules se répliquent pour produire des cellules filles, si les cellules filles ont la même forme, les mêmes fonctions et la même structure génétique que les cellules mères, elles sont facilement reconnaissables et sont donc appelées cellules bien différenciées.
D'autre part, si les cellules filles ne peuvent pas être reconnues en raison de variations dans leur apparence, leur fonction et leur composition génétique, elles sont appelées cellules peu différenciées.

2.3.1 Apoptose cellulaire

L'apoptose est la mort programmée de la cellule, également définie comme un suicide cellulaire.
Il représente un mécanisme central capable de contrôler le développement multicellulaire.
L'apoptose régule des activités telles que la séparation des doigts dans la phase de développement et joue un rôle important dans la régulation du nombre de neurones car un certain nombre de neurones meurent pendant le développement.

En outre, l'apoptose assure que les cellules inadéquates ou inefficaces du système immunitaire sont éliminées.
Ce mécanisme est caractérisé par le dépôt de chromatine à l'intérieur du noyau pour former un corps dense. La chromatine est finalement clivée par une endonucléase spécifique en fragments d'ADN, le pathognomonique de la mort cellulaire apoptotique.
Le gène bcl-2 code pour un inhibiteur intracellulaire de l'apoptose.

Informations clés

La plus grande cellule du corps	Ovule (130 µm)
Cellule moins différenciée du corps	Zygote
Les cellules les plus différenciées du corps	Neurones, myocytes du muscle cardiaque
Cellule unique sans noyau	Érythrocyte mature
Division cellulaire la plus courante	Mitose
Glandes unicellulaires	Cellules caliciformes
Tissu conjonctif plus présent dans le corps	Tissu conjonctif lâche
Plus de cellules du tissu conjonctif	Fibroblastes
Plus de protéines dans le corps	Collagène
Premières fibres du tissu conjonctif à se former au cours du développement	Fibres en treillis
Élément de base du corps	Cellules

Chapitre 3
Peau, couche superficielle et couche profonde

3.1 Peau

La peau est le revêtement extérieur du corps. Il fournit l'interphase dynamique entre le corps et l'environnement extérieur et est considéré comme un organe car il est composé de différents types de tissus structurellement disposés pour fonctionner ensemble.
C'est le plus grand organe du corps : chez un adulte, il couvre une superficie moyenne de plus de 7 600 centimètres carrés et représente environ 7% du poids corporel d'une personne.
L'apparence générale et l'état de la peau sont cliniquement importants car ils fournissent des indices sur certaines fonctions et / ou dysfonctionnements du corps. En général, il est correct de dire que la peau peut refléter l'état de santé général.

3.1.1 Structure de la peau

La peau se compose de deux couches principales : l'épiderme et le derme.
L'épithélium superficiel de la peau est appelé épiderme, qui appartient au tissu de plancher stratifié kératinisé. Les différents appendices de la peau tels que les glandes sudoripares, les glandes sébacées, les cheveux et les ongles sont des dérivés spécialisés de l'épiderme. Le derme, situé plus profondément, se compose principalement de faisceaux de fibres de collagène, de certains tissus élastiques, de vaisseaux sanguins, de fibres lymphatiques et nerveuses.

3.1.1.1 Épiderme

L'épiderme est une couche superficielle avasculaire d'Épithélium stratifié pavimenteux kératinisé. Il dérive de l'ectoderme superficiel du corps et a une épaisseur allant de 0,007 à 0,12 mm.
L'épiderme est constitué principalement de quatre types de cellules :

- Kératinocytes (90%)
- Mélanocytes (8%)
- Cellules de Langerhans
- Cellules Merkel

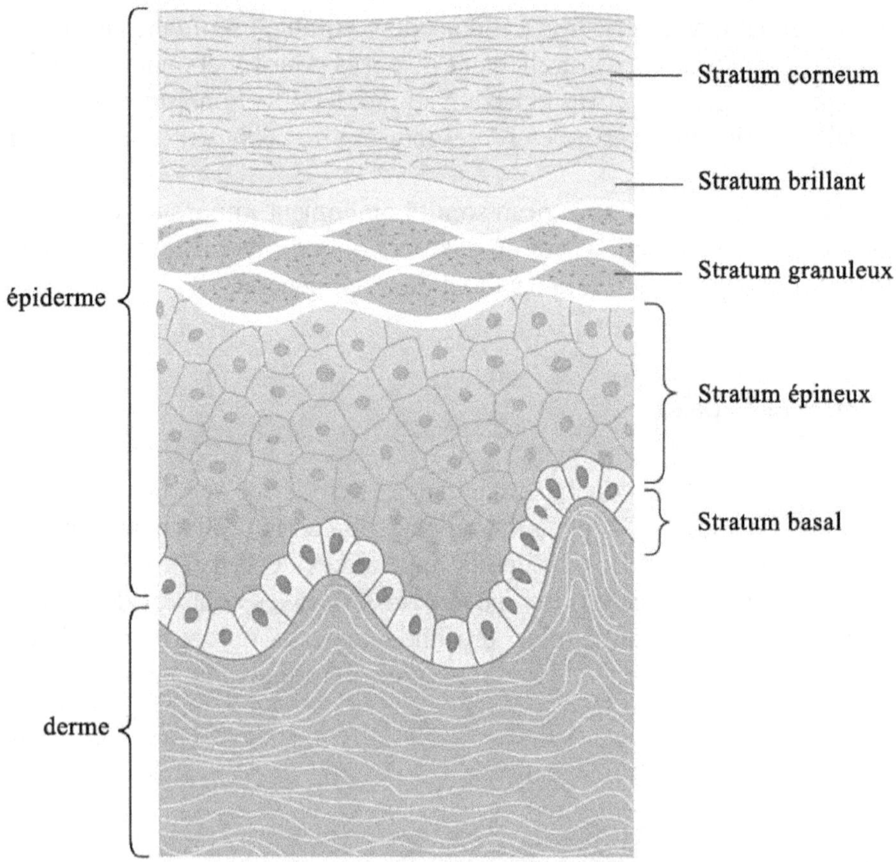

Les kératinocytes sont généralement disposés en quatre à cinq couches et sont responsables de la production de kératine, une protéine nécessaire pour protéger la peau de la chaleur, des microbes et des produits chimiques.
Les mélanocytes produisent des pigments de mélanine, ce qui donne à la peau sa couleur naturelle et absorbe les rayons ultraviolets afin de protéger la peau contre d'éventuelles tumeurs de cette dérivation.
Les cellules de Langerhans proviennent de la moelle osseuse et migrent ensuite vers l'épiderme. Ces cellules participent à la réponse immunitaire de l'organisme et protègent la peau contre les virus et autres infections.
Les cellules de Merkel sont situées dans la partie la plus profonde de l'épiderme et entrent en contact avec le neurone sensoriel. Ils agissent comme des récepteurs pour les sensations tactiles.

3.1.1.2 Couches de l'épiderme

Selon le type de peau, épaisse ou fine, la couche épidermique se compose de quatre ou cinq couches.
Vous trouverez ci-dessous les couches dans l'ordre du plus profond au moins profond :

- Couche basale
  La couche basale est composée d'une seule couche de cellules cuboïdes ou cylindriques. Entre le derme et la couche basale se trouve la membrane basale, nécessaire pour séparer les deux couches. Les cellules présentes dans cette zone sont soumises à une division constante par activité myotique. Les cellules nouvellement formées se déplacent vers la couche superficielle afin de pouvoir renouveler l'épiderme. En général, il faut environ 6 à 8 semaines pour terminer le mouvement des cellules.

- Couche épineuse.
  Cette couche est constituée de plusieurs couches de cellules polygonales, chacune ayant un noyau ovale au centre. Les cellules sont liées entre elles par des desmosomes. La préparation histologique provoque le rétrécissement de la membrane cellulaire, donnant à la cellule un aspect épineux qui donne le nom à la couche elle-même.

- Couche granulaire
  La couche granulaire se compose de trois ou quatre rangées de cellules aplaties avec des noyaux pycnotiques qui montrent des signes de dégénérescence. Le cytoplasme contient des granules de kératohyaline constitués d'une protéine riche en histidine appelée filaggrine.

- Couche brillante
  Il représente une fine couche vitreuse homogène et transparente. Le noyau, les organites et la membrane cellulaire ne sont pas visibles au microscope. C'est une couche très appréciée de l'épiderme et n'est observable que dans les peaux épaisses et sans poils telles que la plante des pieds et des paumes.
- Couche cornée
  La couche cornée est la couche la plus superficielle de la peau et est composée de 25/30 couches de cellules mortes aplaties complètement kératinisées. Les cellules présentes dans cette couche sont riches en une protéine appelée kératine. La couche cornée représente l'état protecteur réel de la peau : lorsque les desmosomes entre les états cellulaires les plus externes s'affaiblissent, la surface cellulaire commence le processus de desquamation.

3.1.1.3 Le derme

Le derme représente la couche vasculaire profonde de la peau et dérive du mésoderme. Il est plus épais que l'épiderme et se compose de collagène de type I et de fibres élastiques. Aussi dans le derme sont observables glandes, nerfs, ganglions lymphatiques et vaisseaux sanguins. Les muscles lisses du derme sont associés aux follicules pileux à travers les muscles arrecteur des cheveux.

3.1.1.4 Couches du derme

Le derme est généralement divisé en deux couches :

- Couche papillaire ou superficielle
  Cette couche est située au contact de l'épiderme et représente environ un cinquième de l'épaisseur totale du derme. Il forme de nombreuses projections coniques émoussées appelées papilles dermiques qui s'étendent dans l'épiderme.

Les papilles dermiques sont insérées dans les dépressions présentes dans la surface inférieure de l'épiderme, également appelées crêtes épidermiques, et servent à s'adapter au derme et à l'épiderme.

- Treillis ou couche profonde
  Cette couche est principalement composée de fibres de collagène disposées en faisceaux parallèles. La direction de ces faisceaux produit des lignes de division ou des lignes de Langer. Les lignes de division sont horizontales dans le tronc et le cou et longitudinales dans les membres.
  C'est une couche assez extensible, comme on peut l'observer chez les femmes enceintes et les personnes obèses. Néanmoins, s'il est soumis à un allongement excessif, les fibres blanches qui le composent peuvent se briser et leur réparation provoque la formation de cicatrices. Ce type de cicatrices est visible sous forme de stries blanches, également appelées vergetures. On les trouve fréquemment dans le bas-ventre, les muscle glutéals, les cuisses et les seins des femmes multipares.

3.1.2 Couleur de la peau

La couleur de la peau est conférée par la combinaison des trois pigments suivants :

- Mélanine
- Carotène
- Hémoglobine

La mélanine est un pigment brun-noir produit par les mélanocytes, qui proviennent des cellules de la crête neurale et migrent ensuite vers l'épiderme.
La quantité de mélanine présente entraîne la variation de la couleur de la peau de pâle à foncée. Les mélanocytes sont abondants dans l'épiderme du pénis, du mamelon et des aréoles du sein.
Le carotène est un pigment jaune-orange exogène puisqu'il est absorbé par les aliments. Il est présent dans la couche cornée et dans les cellules graisseuses du derme et du couche superficiel.
L'hémoglobine pourpre et l'oxyhémoglobine rouge présentes dans les vaisseaux sanguins de la peau sont responsables de la couleur rosâtre de la peau.

Toutes les races ont le même nombre de mélanocytes, c'est la quantité de mélanine produite et la distribution des mélanocytes et de la mélatonine qui déterminent si la couleur de la peau d'un individu sera pâle ou plus foncée.

Approfondissement clinique
Albinisme : Il s'agit d'une condition clinique dans laquelle la peau, les cheveux et les cils d'un individu sont blancs. Une telle condition se produit en raison du non-développement de pigments de mélanine. Il est important de se rappeler que la peau des albinos génétiquement déterminés a un nombre normal de mélanocytes dans le derme, la carence est donnée par l'absence de l'enzyme tyrosinase nécessaire pour convertir l'acide aminé tyrosine en mélanine.
Vitiligo : Cette condition clinique se présente sous la forme de taches blanches sur la peau et se produit en raison de la perte partielle ou complète de mélanocytes dans cette région spécifique.

3.1.3 Type de peau

L'épaisseur de la peau peut varier en fonction de la région du corps. Il est plus épais au niveau de la paume des mains et de la plante des pieds, qui sont continuellement exposés à l'usure. Dans ces zones, la peau a généralement une épaisseur d'environ 6 mm. En revanche, la peau est plus mince sur les paupières, les organes génitaux externes et le tympan, où elle atteint une épaisseur d'environ 0,5 mm. L'épaisseur moyenne de la peau est de 1,0 à 2,0 mm.
Sur la base de l'épaisseur, le cuir est classé en deux macro-catégories :

- Peau fine et poilue
- Peau épaisse et glabre

La peau fine est présente dans tout le corps, à l'exception de la paume des mains et de la plante des pieds. Comme son nom l'indique, dans les peaux fines, l'épiderme est composé d'une fine couche.
La peau épaisse n'est observable que dans la paume des mains et la plante des pieds. Dans les peaux épaisses, la couche cornée est très épaisse car c'est une adaptation utile pour résister à d'éventuels traumatismes dans ces zones du corps. La peau épaisse, sous la couche cornée, est équipée de la couche brillante. Comme discuté dans les pages précédentes, la couche brillante indique une couche homogène dans laquelle les cellules ne sont pas clairement visibles.
Dans les peaux épaisses, les follicules pileux et les glandes sébacées sont totalement absents, mais les glandes sudoripares sont présentes en abondance.

En général, la peau épaisse est composée de cinq couches, tandis que la peau mince est composée de quatre couches car la couche brillante est absente.

3.1.4 Irrégularités de la surface de la peau

La surface de la peau peut présenter trois types d'irrégularités :

- Lignes de tension
- Lignes de flexion
- Crêtes papillaires

Les lignes de tension (également appelées lignes de Langer), comme mentionné ci-dessus, sont causées par les modèles d'arrangement et de traction des fibres de collagène dans le derme. Ils se présentent sous la forme de rainures linéaires invisibles à l'œil nu. Ils ont une direction horizontale dans le tronc et le cou et longitudinale dans les membres.

Les lignes fléchisseurs ou plis fléchisseurs apparaissent dans le tissu cutané sous forme de lignes et de plis permanents. Ils sont bien marqués dans la paume des mains et la plante des pieds et se forment à la suite de mouvements habituels. La peau le long de ces lignes est mince et fermement attachée au couche profond. Ce type de lignes est facilement observé près des articulations.

Les rides sont causées par la contraction des muscles sous-jacents et sont généralement perpendiculaires à la ligne de traction musculaire. La contraction musculaire continue causée par les expressions faciales provoque l'apparition de petits sillons ou lignes sur le front et le visage. De telles formations peuvent être appelées rides d'expression. Des crêtes papillaires sont présentes au bout des doigts, des paumes et de la plante des pieds. Ces conformations forment des crêtes étroites séparées par des rainures parallèles disposées en matrices courbes. C'est une question d'empreintes digitales.

Bien que les dessins formés par ces lignes présentent des similitudes fondamentales, ils ne peuvent pas être identiques chez deux individus distincts. En raison de leur facilité de collecte et d'observation, les empreintes digitales sont couramment utilisées pour identifier les sujets. L'étude des crêtes papillaires est appelée dermatoglyphe.

Dans les doigts, vous pouvez voir différents types d'empreintes : arc, arc rideau, boucle, double boucle, spirale, œil de paon et mixte.

3.1.5 Appendices cutanés

Les appendices cutanés sont des structures qui ont un lien étroit avec la peau et avec les fonctions qui lui sont associées. Les appendices cutanés comprennent les ongles, les cheveux, les glandes sudoripares et les glandes sébacées.

3.1.5.1 Ongles

Les ongles représentent des plaques durcies de cellules épithéliales kératinisées de la couche cornée, ou sont constituées de kératine dure. Ils sont présents dans la surface dorsale du bout des doigts et des orteils et, par conséquent, sont appelés ongles des doigts et des orteils.

Les ongles des doigts et des orteils servent à protéger les doigts et offrent un soutien pour saisir et ramasser de petits objets. Les ongles ne se trouvent que chez les primates, tandis que la plupart des autres mammifères ont des griffes ou des sabots.

Parties d'ongles

Chaque ongle se compose de quatre grandes zones :

- Éponyme (cuticule)
- Lunule
- Plaque des ongles
- Marge distale

La plaque de l'ongle repose sur le lit de l'ongle, dans lequel elle est en fait composée de la couche basale et de la couche épineuse de l'épiderme. La grande partie exposée de la plaque de l'ongle est appelée le corps de l'ongle, tandis que la plus petite partie proximale cachée de la plaque de l'ongle est appelée la racine de l'ongle. Cette partie a un croissant blanc opaque appelé lunule.

Le tissu sous le corps transparent de l'ongle, à l'exception de la lunule, est très vascularisé et est la raison pour laquelle l'ongle prend une couleur rosâtre. En cas d'anémie, les ongles apparaissent blanchâtres et de couleur pâle.

Les côtés du corps de l'ongle sont recouverts par un pli de peau appelé pli de l'ongle et. Le bord libre, appelé marge distale, indique l'extrémité exposée de la plaque de l'ongle.

Au contraire, la bordure proximale indique la zone où la plaque de l'ongle se superpose au pli de la peau d'où elle provient, ou à l'éponyme (cuticule).
La peau le long du bord de l'ongle est appelée paronichium.

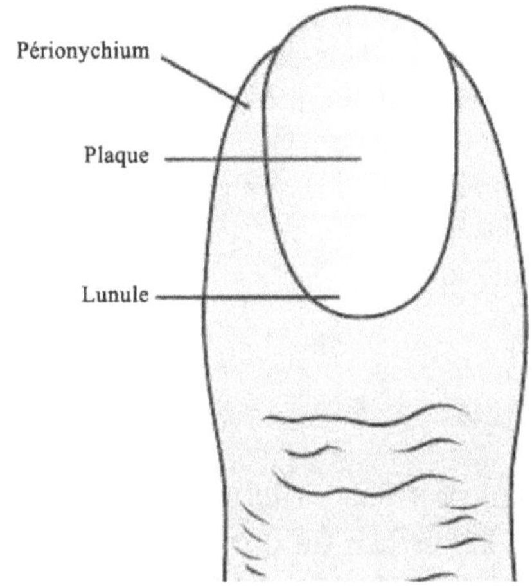

Croissance des ongles

Comme pour les cheveux, les ongles poussent à partir de leur base. L'ongle se développe par prolifération de la matrice germinative et par transformation des cellules superficielles de la matrice en cellules de l'ongle. Les cellules dures et transparentes de l'ongle sont ensuite poussées vers l'avant.
Les ongles poussent continuellement tout au long de la vie et n'ont pas de phase de repos. Ils se développent à un rythme moyen d'environ 1 mm par semaine. Le taux de croissance des ongles d'orteils est légèrement plus lent car il faut environ 3-4 mois pour que l'ongle entier se développe. Pour cette raison, dans les maladies fongiques des ongles, le traitement ne devrait pas durer moins que cette période.

Approfondissement clinique
Examen des ongles : Un tel examen est cliniquement important car il fournit souvent des indices sur la maladie sous-jacente.

Hippocratisme digitale : l'hypertrophie du lit de l'ongle augmente la convexité de la plaque de l'ongle dans les maladies chroniques telles que l'abcès pulmonaire, la bronchectasie, l'ostéomyélite, etc.

Dans l'ongle normal, l'angle entre la plaque de l'ongle et le pli proximal de l'ongle mesure 160 °, dans le cas de l'hippocratisme numérique, l'angle augmente et approche ou dépasse 180 °.

Anonychie: c'est une condition clinique congénitale qui détermine l'absence d'ongles.

Koïlonychie: indique la dépression centrale de l'ongle et l'élévation latérale de la plaque de l'ongle produit une courbure concave dans laquelle l'ongle prend la forme d'une cuillère. Cette condition est généralement associée à l'anémie ferriprive.

Paronychie : cette condition signale une inflammation du paronichium entraînant une rougeur, un gonflement et une douleur des plis latéraux et proximaux des ongles. Dans ces cas, le pus s'accumule souvent sous la cuticule.

3.1.5.2 Cheveux et poils

Les cheveux et les poils sont de fines structures kératinisées avec une forme allongée et présentes sur presque toute la surface du corps. Chaque cheveu est formé par la matrice pileuse, une région de cellules épidermiques à la base du follicule pileux. Les follicules pileux sont dérivés des invaginations de l'épithélium épidermique.
Les poils se trouvent partout sur le corps sauf sur la paume des mains, la plante des pieds, les lèvres, le gland, le clitoris et les petites lèvres. La présence de poils est une caractéristique commune à tous les mammifères. Les humains sont relativement sans poils en ce sens que seul le cuir chevelu, le visage, le pubis et les aisselles ont des poils épais. La fonction première des cheveux est la protection.

Parties des cheveux

Chaque cheveu se compose de trois parties :

- Tige
- Racine
- Bulbe

La tige projette les cheveux au-delà de la surface de la peau. Il représente la partie morte du cheveu et se compose de matériels kératineux disposés en diagonale.
La racine des cheveux est située à l'intérieur de la peau. Il est entouré du follicule pileux, d'une gaine d'épiderme et de derme. Le follicule pileux est une invagination tubulaire de l'épiderme et du derme.

Le bulbe représente la base arrondie de la racine du poil et est situé à l'intérieur du follicule pileux. Chaque cheveu se développe à partir des cellules de la couche basale présente dans le bulbe pileux. Le bulbe pileux est invaginé par un tissu conjonctif hautement vascularisé, la papille dermique, qui nourrit les cheveux en développement.

Muscles pileux arrecteur

Les muscles arrecteurs des cheveux sont de minces fragments de muscle lisse attachés aux follicules pileux. Le muscle érecteur des cheveux forme un angle obtus avec la surface de la peau. Souvent, entre le muscle et le follicule pileux, il y a une glande sébacée.
Les muscles arrecteur des cheveux sont involontaires et répondent à des stimuli thermiques ou psychologiques. La contraction de cette musculature a deux effets: le premier se produit lorsqu'ils se contractent et que les poils sont tirés dans une position plus verticale provoquant ce que l'on appelle la chair de poule, le second provoque la compression du sébum présent dans les follicules pileux.

Structure des cheveux

Dans les poils, lorsqu'ils sont vus transversalement, trois couches distinctes peuvent être observées. Suivant un ordre du plus profond au plus superficiel, ils peuvent être classés en :

- Moelle
- Écorce
- Cuticule

La moelle est constituée de cellules modérément kératinisées et faiblement liées. En fait, ils sont divisés par de nombreux espaces d'air, également appelés cellules d'air.
Le cortex est constitué de cellules fortement kératinisées et regroupées de manière compacte.
La cuticule est constituée d'une seule couche de cellules caractérisées par des bords dentelés. Ces cellules donnent aux cheveux un aspect squameux lorsqu'ils sont vus au microscope.
Chaque cheveu est entouré de trois gaines :

- Gaine racinaire interne
- Gaine radiculaire externe
- Gaine du tissu conjonctif

La gaine interne de la racine est située dans la racine et entoure complètement la partie initiale de la tige. Ses cellules dégénèrent et disparaissent au-dessus des glandes sébacées. La gaine radiculaire externe suit les cellules épidermiques arrivant près de la surface. Il montre toutes les couches de l'épiderme.
La gaine du tissu conjonctif est dérivée du derme.

Couleur et texture des cheveux

La couleur des cheveux est déterminée par la quantité de mélanine produite par les mélanocytes présents dans la matrice germinale du follicule pileux. Les différentes quantités de mélanine déterminent la couleur des cheveux qui peut varier du blond, au brun, au roux ou au noir.
La texture des cheveux est déterminée par la forme de la section transversale des cheveux. Les cheveux raides sont ronds à la section transversale, tandis que les cheveux ondulés se caractérisent par une forme ovale. Enfin, dans les cheveux crépus, la section transversale est plate.

Types de cheveux

Trois types de cheveux peuvent être observés chez l'homme.

- Cheveux Lanugo
- Cheveux polaires
- Fin des cheveux

Les cheveux lanugo représentent un poil fin et soyeux couvrant le fœtus. Ces poils se développent au cours du troisième trimestre de la croissance fœtale et ne sont généralement pas perceptibles sur le corps du bébé à la naissance. Les exceptions peuvent être les enfants nés prématurément.
Les poils en polaire sont la catégorie la plus courante car ils couvrent la majeure partie du corps humain. Ces poils sont courts, fins, doux et généralement peu pigmentés et donc peu visibles.
Les poils terminaux sont longs, grossiers et pigmentés. Ils grandissent continuellement en longueur. Les exemples sont les cheveux du cuir chevelu, les poils faciaux masculins, les poils axillaires et pubiens, les cils et les sourcils.

Approfondissement clinique

Calvitie : Chez une personne en bonne santé, les cheveux poussent à un taux de 1 mm tous les 3 jours. La durée de vie d'un cheveu varie de 3 à 4 mois pour les cils à 3 ou 4 ans pour les cheveux du cuir chevelu. Chaque cheveu perdu est remplacé par un nouveau cheveu qui pousse à partir du bulbe pileux et pousse les vieux cheveux vers l'extérieur.
La calvitie survient lorsque les cheveux sont perdus et ne sont pas remplacés par de nouveaux cheveux. Bien que cette condition puisse survenir en raison d'une maladie, elle est généralement héréditaire et survient plus fréquemment chez les hommes en raison d'influences génétiques combinées à l'hormone sexuelle mâle testostérone. Aucun traitement n'est efficace pour inverser la calvitie génétique, mais il est possible de greffer des lambeaux de peau contenant des follicules sains à partir de parties poilues du corps.

Grisonnement des cheveux : au cours du vieillissement, les cheveux prennent une couleur tendant au gris ou au blanc. Ce processus est dû au manque de production de mélanine résultant de la diminution progressive de la tyrosinase et de l'augmentation du nombre de espaces d'air présents dans les cellules qui composent la tige médullaire.

3.1.6 Glandes sudoripares

Les glandes sudoripares sont de longues glandes tubuleuses en spirale. Chaque glande sudoripare, c'est composé de deux parties : une partie sécrétoire et un canal excréteur.
La partie sécrétoire est située dans le derme profond et prend la forme d'une spirale torsadée. Le canal excréteur est long et s'étend de la position sécrétoire à la surface de la peau. Les glandes sudoripares sont plus nombreuses dans la paume des mains, la plante des pieds, les aisselles, la région pubienne et le front.

3.1.6.1 Types de glandes sudoripares

Les glandes sudoripares peuvent être divisées en deux catégories :

- Glandes sudoripares eccrines
- Glandes sudoripares apocrines

Les glandes sudoripares eccrines sont largement réparties dans tout le corps, en particulier au niveau du front, des paumes et de la plante des pieds. Ce sont des glandes qui sont complètement formées avant la naissance.

Les glandes eccrines jouent un rôle important dans la régulation de la température corporelle en évaporant la sueur et en favorisant l'excrétion du sel corporel. En réponse à des stimuli thermiques et émotionnels, les glandes eccrines sont capables de produire 8 à 10 litres de sueur par jour. Les glandes sudoripares eccrines sont stimulées par les fibres cholinergiques des nerfs sympathiques.
Les glandes eccrines sont absentes dans les bords des lèvres, des tympans, des lits d'ongles, de la surface interne du prépuce et du gland.
Les glandes sudoripares apocrines sont des glandes sudoripares beaucoup plus grandes que les glandes eccrines, et leurs canaux s'ouvrent dans la partie apicale des follicules pileux. Ils sont observables dans les régions axillaire et pubienne, dans les aréoles du sein, dans les petites lèvres et dans la région périanale. Leur sécrétion visqueuse, contenant des protéines et des lipides, est versée dans les follicules pileux. Les glandes sudoripares apocrines sont stimulées par les fibres adrénergiques des nerfs sympathiques.
Ils ne s'activent pas avant d'atteindre la puberté et on pense que leurs sécrétions odorantes sont nécessaires pour attirer le sexe opposé.
Dans le méat auditif externe, il existe un type particulier de glande apocryphe : la glande cérumineuse. Ce groupe de glandes libère leurs sécrétions cireuses (cérumen) dans le but de fournir une barrière protectrice visqueuse capable de retenir les corps étrangers et d'éviter d'endommager la membrane tympanique.
Aussi dans les cils sont observables glandes apocrines spéciales appelées glandes molles.
Les glandes sudoripares apocrines diffèrent des glandes sudoripares eccrines par les caractéristiques suivantes :

- Ils sécrètent un produit visqueux contenant des protéines et des lipides ;
- Ils versent leur sécrétion dans la partie apicale du follicule pileux, c'est-à-dire le canal pilo-sébacé du follicule pileux, et non directement à la surface ;
- Ils sont sous contrôle endocrinien, en particulier les androgènes et les œstrogènes.

Les glandes mammaires sont des glandes sudoripares modifiées situées dans le couche superficiel dans la région thoracique. Ces glandes sécrètent du lait pendant la phase d'allaitement féminin, pour cette raison, elles atteignent leur développement maximal en âge de procréer.
Le sein se compose de 15 à 20 lobes pyramidaux de tissu glandulaire, qui est drainé par les canaux galactophores du mamelon. Le tissu glandulaire de chaque lobe est entouré de tissu adipeux.
La prolifération du tissu glandulaire pendant la grossesse est due à l'œstrogène et à la progestérone, tandis que l'activation sécrétoire du tissu glandulaire est due à la prolactine.

Les ligaments suspensifs, appelés ligaments de Cooper, sont des parties du tissu conjonctif dont la tâche est de fixer le sein à la peau et au couche profond en dessous (couche pectoral). Ils fournissent un soutien et maintiennent la position des seins.

	Glandes sudoripares eccrines	Glandes sudoripares apocrines
Nature de la sécrétion	Aqueux avec chlorure de sodium, potassium, urée et ammoniac	Viscose avec protéines et lipides
Lieu de sécrétion	Sur la surface de la peau à travers les pores	Dans le canal pilo-sébacé autour de la tige du cheveu
Distribution	Dans tout le corps	Aisselles, pubis et région
Fonctions	Régulation de la température corporelle	Production d'odeurs corporelles spécifiques
Âge d'activité	Actif tout au long du cycle de vie	Actif dès la puberté
Contrôle neurogène	Cholinergique	Adrénergique
Contrôle endocrinien	Absent	Présent (androgènes et œstrogènes)

Approfondissement clinique
Gynécomastie : Les lobes des glandes mammaires chez les individus masculins sont généralement peu développés. S'ils se développent excessivement, cette condition clinique est appelée gynécomastie.

3.1.7 Glandes sébacées

Les glandes sébacées sont associées aux follicules pileux lorsqu'ils se développent à partir de l'épithélium folliculaire des cheveux. Chaque follicule pileux est pourvu de 1 à 6 glandes sébacées.
Ce sont de simples glandes ramifiées reliées au follicule pileux et capables de sécréter une matière huileuse, appelée sébum, sur la tige pilaire. Le sébum, constitué principalement de lipides, est dispersé le long de la tige pilaire jusqu'à ce qu'il atteigne la surface de la peau. Une telle substance lubrifie et imperméabilise la surface de la peau et prévient la fragilité des cheveux.
Les glandes sébacées sont largement réparties dans toute la peau du corps, à l'exception de la paume des mains et de la plante des pieds.

Bien que les glandes sébacées utilisent principalement des follicules pileux, il existe certaines zones du corps où les glandes sébacées atteignent directement la surface de la peau. En voici quelques exemples :

- Nez : dans lequel, lorsque l'ouverture des conduits est obstruée par des débris, il apparaît sous la forme d'un « point noir »;
- Région génitale et périanale ;
- Aréole autour du mamelon : zone où les glandes sébacées forment les tubercules de Montgomery ;
- Paupières : dans lesquelles elles sont appelées glandes tarsiennes.

Approfondissement clinique

Acné à la puberté : les glandes sébacées, sous l'influence des hormones sexuelles, augmentent leur taille et la production conséquente de sébum. Dans les cas où le drainage du sébum est bloqué, les glandes sébacées s'infectent et produisent de l'acné. L'acné est une condition dans laquelle il y a de petites élévations de la peau (boutons), qui peuvent contenir du pus. Ils sont généralement observables au visage, en particulier chez les adolescents de sexe masculin.

Kystes sébacés : L'extrémité des glandes sébacées s'ouvre dans le follicule pileux. Lorsque cette extrémité se bouche, la glande se dilate en raison de sa propre sécrétion. Cette condition clinique est appelée kyste sébacé.
La plupart des kystes sébacés sont observables dans la partie poilue du corps : le cuir chevelu, le scrotum, le cou, les épaules et le dos sont des zones où ils sont présents fréquents. Cependant, les kystes sébacés peuvent se produire partout où les glandes sébacées sont présentes.

Corne sébacée : Lorsque le sébum d'un kyste sébacé exsude lentement, il peut se dessécher et former une pointe conique dure appelée corne sébacée.

3.1.8 Fonctions de la peau

La peau est un organe dynamique qui non seulement protège le corps contre les agents pathogènes et les blessures externes, mais joue un rôle important dans le maintien de l'homéostasie corporelle.
Les principales fonctions de la peau comprennent :

- Protection La peau agit comme une barrière protectrice entre l'environnement extérieur et les tissus internes du corps. Il protège le corps contre les agents pathogènes et les blessures externes.

- Hydro régulation Comme la peau est presque imperméable, elle est capable de prévenir la déshydratation, c'est-à-dire la perte de fluides corporels par temps chaud et l'absorption d'eau lorsque le corps est immergé dans l'eau. L'imperméabilisation est assurée par la couche cornée de la peau.

- Thermorégulation La peau joue un rôle crucial dans la régulation de la température corporelle. Il maintient une température corporelle normale d'environ 37 ° C, grâce à la transpiration et aux frissons. L'excès de chaleur est dispersé par le corps de trois manières, qui impliquent toutes la peau :
    - Par l'excrétion et l'évaporation de la sueur,
    - Par irradiation des vaisseaux sanguins dilatés,
    - Avec conversion directe de la chaleur à travers la peau. La chaleur est préservée par la graisse et les cheveux.

- Réception sensorielle
  La peau est un organe sensoriel important pour la perception de sensations telles que la douleur, le toucher, la température et la pression. C'est parce que la peau contient un grand nombre de terminaisons nerveuses sensorielles appelées récepteurs cutanés.
- Absorption de substances liposolubles et de rayons ultraviolets

La peau, étant une barrière protectrice, a une capacité d'absorption limitée. Les substances liposolubles telles que les vitamines A, D, E et K sont absorbées lentement.
Certains gaz, tels que l'O2 et le CO2, peuvent traverser la peau dans la circulation sanguine, tandis que de petites quantités de lumière ultraviolette sont facilement absorbées par la peau. Certaines toxines et pesticides peuvent pénétrer dans le corps par la peau.

- Synthèse La vitamine D est synthétisée dans la peau à l'aide des rayons ultraviolets du soleil. De plus, la kératine et la mélatonine sont également synthétisées dans la peau. La mélanine et la kératine restent dans la peau tandis que la vitamine D est utilisée dans d'autres parties du corps.

- Excrétion La peau agit comme un organe excréteur et à travers lequel l'excès d'eau, de sels et de déchets tels que l'ammoniac et l'urée sont excrétés par la transpiration.

- Transmission des émotions
  La peau est capable de communiquer des émotions Par exemple, en cas de colère, le visage d'une personne a tendance à rougir, tandis que lorsque vous ressentez de l'anxiété, les paumes des mains deviennent froides, humides et sont souvent affectées par la transpiration.

3.1.9 Circulation sanguine dans la peau

L'épiderme de la peau est avasculaire et Les vaisseaux sanguins à l'intérieur du derme nourrissent les glandes et les follicules pileux à l'intérieur et la couche basale métaboliquement active de l'épiderme.
Une particularité de l'apport sanguin à la peau est la présence de nombreuses anastomoses artérioveineuses qui régulent le flux sanguin à travers le lit capillaire et aident à maintenir la température corporelle.

Approfondissement clinique

Escarres : Une bonne circulation sanguine dans la peau est essentielle pour une peau saine. Lorsqu'un individu reste au lit pendant une longue période, le flux sanguin dermique est réduit dans les régions où le corps appuie contre le lit. Il s'ensuit que la nécrose se produit dans ces régions, ce qui entraîne une ulcération. Les ulcères ainsi produits sont appelés escarres ou escarres.

3.1.10 Terminaisons nerveuses de la peau

Les nerfs présents dans la peau peuvent être classés en :

- Les nerfs moteurs, c'est-à-dire les fibres nerveuses autonomes capables d'activer les glandes et de contrôler le flux sanguin ;
- Les nerfs sensoriels, c'est-à-dire les fibres nerveuses somatiques qui innervent la peau à travers un grand nombre de terminaisons nerveuses sensorielles capables de transporter différents types de sensations de la peau vers l'intérieur.

3.1.10.1 Terminaisons nerveuses sensorielles de la peau

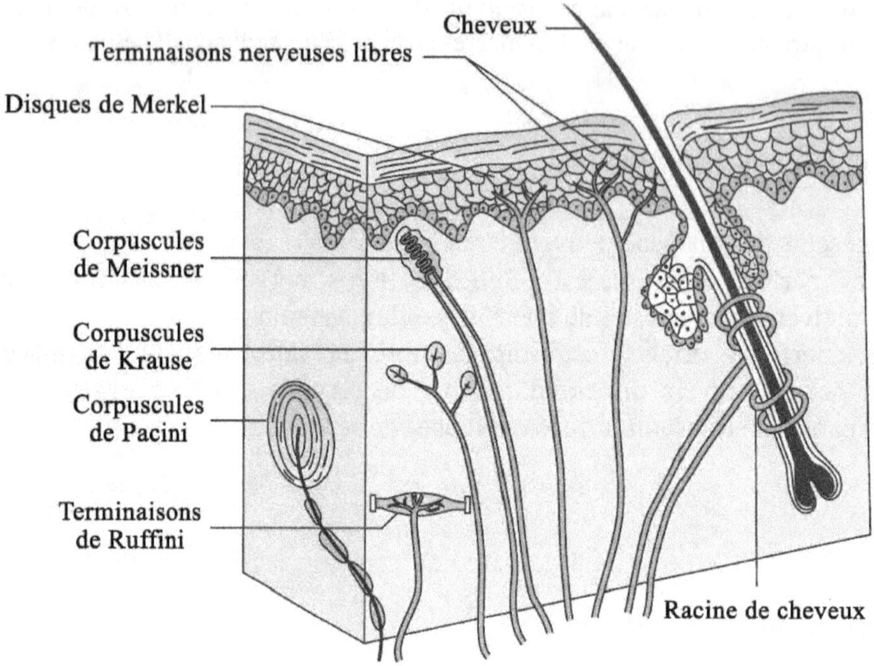

Dans la peau, vous pouvez trouver les terminaisons nerveuses sensorielles suivantes :

- Les terminaisons nerveuses libres traversent l'épiderme et transportent des sensations liées à la douleur et à la température ;
- Les disques de Merkel se terminent aux cellules de Merkel dans la couche basale et agissent comme des mécanorécepteurs ;
- Les corpuscules de Meissner sont situés dans les papilles dermiques et fonctionnent comme des mécanorécepteurs pour détecter le toucher léger ;
- Les corpuscules de Pacini sont présents dans le derme et ont la fonction de mécanorécepteurs pour la détection de la pression et des vibrations profondes ;
- Les terminaisons de Ruffini sont situées profondément dans le derme et fonctionnent comme des récepteurs de chaleur ;
- Les corpuscules de Krause sont situés dans la partie superficielle du derme et ont pour tâche de récepteurs thermiques pour la détection du froid ;

- Les plexus racinaires représentent les plexus des fibres nerveuses autour des racines des follicules pileux, qui fonctionnent comme des récepteurs tactiles pour détecter le mouvement.

Tous les récepteurs cutanés sont situés dans le derme, à l'exception des terminaisons nerveuses libres et des disques de Merkel situés dans l'épiderme.

3.1.11 Cicatrisation des plaies

La cicatrisation d'une plaie se déroule en trois phases :

- Inflammation
- Prolifération
- Maturation

Au cours de l'inflammation, les surfaces blessées deviennent enflammées, entraînant la formation de caillots sanguins débris cellulaires à l'intérieur de l'ouverture formée dans la peau. Ce processus se produit déjà dans les premières heures et pousse les phagocytes et les fibroblastes à migrer vers le caillot sanguin. Les phagocytes s'occupent ensuite d'éliminer le caillot sanguin et les débris cellulaires, tandis que les fibroblastes sécrètent les fibres de collagène nécessaires pour lier les surfaces coupées.
Dans la phase de prolifération, les cellules épithéliales prolifèrent à travers le caillot. L'épiderme se rassemble et se développe vers le haut jusqu'à ce qu'il retrouve son épaisseur régulière. Dans cette phase, un tissu de granulation est formé composé de nouveaux bourgeons capillaires, phagocytes et fibroblastes.
Les fibroblastes continuent de sécréter des fibres de collagène tandis que le caillot et toutes les bactéries sont éliminés par phagocytose. Le caillot formé au-dessus du nouveau tissu devient une croûte et se sépare du reste des tissus en environ 3 à 10 jours.
Pendant la maturation, le tissu de granulation est remplacé par du tissu cicatriciel fibreux.

La cicatrisation peut être de deux types :

- *Guérison primaire (ou première intention) :* La guérison primaire se produit après une destruction minimale des tissus, lorsque les bords endommagés de la plaie sont opposés et rapprochés.

- *Guérison secondaire (ou deuxième intention) : la* guérison secondaire survient à la suite de la destruction de grandes quantités de tissus ou lorsque les bords d'une plaie ne peuvent être opposés.

Les étapes de guérison restent les mêmes dans les deux types.

3.1.12 Brûlures cutanées

Les brûlures cutanées sont généralement causées par la chaleur, l'électricité ou les produits chimiques. Les brûlures cutanées sont classées au premier degré, au deuxième degré ou au troisième degré selon leur gravité.

Brûlure au premier degré

- Il ne détruit que l'épiderme ;
- Les symptômes observables sont : rougeur, douleur et œdème (gonflement) ;
- Perte de la couche superficielle quelques jours plus tard.

Brûlure au deuxième degré

- Il implique l'épiderme et une partie du derme ;
- En plus des symptômes également observables dans les brûlures au premier degré, l'apparition de cloques est également incluse ;
- Il guérit complètement en quelques semaines.

Brûlure au troisième degré

- Il détruit complètement l'épiderme et le derme et, fréquemment, une partie du muscle sous-jacent ;
- La peau apparaît cireuse et est insensible au toucher ;
- Apparition de plaies ;
- Pendant la guérison, du tissu cicatriciel est formé ;

- La guérison complète nécessite l'insertion d'une greffe de peau.

Les brûlures graves comprennent les brûlures au troisième degré impliquant 10% de la surface corporelle ou les brûlures au deuxième degré impliquant plus de 25% de la surface corporelle.

Estimation de la surface totale de la peau

La surface totale de la peau couvrant l'ensemble du corps humain est de 1,5 à 2,0 mètres carrés.
L'estimation du pourcentage de surface endommagée en cas de brûlure est importante dans le traitement du patient par voie intraveineuse qui peut compléter les fluides perdus en raison de lésions tissulaires.
La règle du tournesol est une règle utilisée pour estimer rapidement la surface affectée par la brûlure. Selon cette règle, la surface totale du corps est divisée en régions, chacune représentant 9%, ou un multiple de 9%, de la surface totale de la peau.
Alternativement, la règle de la surface de la main permet une estimation approximative de la surface de la brûlure en observant la main du patient. Selon cette règle, la surface des mains du patient correspond à environ 1% de la surface corporelle totale.

Région du corps	% surface de la peau
Tête et cou (y compris la surface avant et arrière)	9 (4,5 + 4,5)
Membre supérieur droit (y compris la surface avant et arrière)	9 (4,5 + 4,5)
Membre supérieur gauche (comprend la surface avant et arrière)	9 (4,5 + 4,5)
Surface avant du coffre	18 (9 x 2)
Surface postérieure du tronc (y compris les muscle glutéals)	18 (9 x 2)
Membre inférieur droit (comprend la surface avant et arrière)	18 (9 + 9)

Région du corps	% surface de la peau
Membre inférieur gauche (comprend la surface avant et arrière)	18 (9 + 9)
Périnée	1
Total	100

Régénération de la peau
La peau a une grande capacité de régénération et de réparation. Pour cette raison, la greffe de peau est une procédure assez courante en chirurgie plastique, en particulier après des brûlures.
Lorsqu'une partie de l'épiderme est enlevée, la réparation et la régénération se produisent grâce à l'activité proliférative de la couche germinative ; Cependant, il n'y a pas de processus de régénération dans les follicules pileux.
Dans les cas où le derme reste intact, le motif des crêtes papillaires (empreintes digitales) est reproduit comme précédemment. Lorsque le derme est endommagé, les crêtes papillaires se régénèrent mais sans se conformer au schéma original.

3.2 Couche superficielle

La couche superficielle représente une couche sous-cutanée de tissu aréolaire lâche qui relie le derme de la peau au couche sous-jacent profond et permet la mobilité du derme sur les structures sous-jacentes.
Il est richement infiltré de graisse dont la quantité varie dans différentes parties du corps. Les seules zones où le couche superficiel ne contient pas de graisse sont : les paupières, l'oreille externe, le pénis et le scrotum.
La quantité de graisse dans le couche superficiel a tendance à être plus élevée chez les femmes et les enfants. Cette couche est le principal facteur responsable de la silhouette féminine ; En fait, il existe des dépôts graisseux spéciaux dans des zones spécifiques qui forment les caractères sexuels secondaires féminins. Ces régions peuvent être identifiées dans la région fessière et lombaire, à l'avant de la cuisse, dans la paroi abdominale

antérieure sous la région ombilicale, dans les sinus, dans la région deltoïde et dans la région thoracique et cervicale.

3.2.1 Fonctions de la couche superficielle

Les fonctions du couche superficielle sont les suivantes :

- Forme une couche isolante profondément dans la peau ;
- Il est responsable de la silhouette du corps humain ;
- Il permet à la peau d'avoir la mobilité nécessaire pour se déplacer sur les structures sous-jacentes ;
- Facilite le passage des nerfs, des vaisseaux et des ganglions lymphatiques ;
- Il agit comme un élément protecteur et « tampon » dans certaines régions du corps où il y a une forte accumulation de graisse.

Approfondissement clinique

Injections sous-cutanées : Les injections sous-cutanées sont douloureuses en raison de la présence de récepteurs de la douleur dans la région.

Les médicaments administrés par cette voie sont absorbés lentement parce que le tissu sous-cutané a un mauvais apport sanguin. Généralement, seules de petites doses (0,5-1 ml) de médicaments solubles dans l'eau sont administrées par voie sous-cutanée.

Les exemples incluent les injections d'insuline chez les personnes diabétiques, qui sont administrées par voie sous-cutanée à petites doses pour une libération lente à long terme.

Les zones préférables en cas d'injections sous-cutanées sont les suivantes :

- Arrière du bras,
- Avant de l'avant-bras,
- Paroi abdominale antérieure,
- Avant de la cuisse.

3.3 Bande profonde

La couche profonde représente une membrane dure et inélastique constituée de tissu fibreux et qui enveloppe le corps dans la partie la plus profonde du tissu sous-cutané.
La couche profonde a pour tâche de maintenir les tissus du corps en place et soutient la forme du corps. Il est bien marqué au niveau des membres et du cou. Dans les membres, il a des septas, appelés septa intermusculaires, positionnés entre les groupes musculaires et qui permettent la fixation au périoste de l'os. De tels septa permettent à un groupe de muscles de se contracter individuellement et de circuler librement sur les groupes musculaires adjacents.
Dans le cou, la couche profonde est caractérisée par trois couches :

- *Couche de doublure du couche cervical*, qui entoure les structures du cou ;
- *Couche pré trachéal*, qui s'étend dans la partie antérieure de la trachée ;
- *Couche prévertébral,* qui se développe dans la partie cervicale de la colonne vertébrale. Cette conformation entraîne la division du cou en deux compartiments : le compartiment viscéral et le compartiment musculosquelettique.

Régions où la couche profonde est absente
La couche profonde est absente dans les régions suivantes :

- Visage
- Sein
- Paroi abdominale antérieure
- Pénis et scrotum
- Fosse ischio-rectale

3.3.1 Variations profondes de la bande

Les variations possibles de la couche profonde incluent les types suivants :

- Dans certaines régions, la couche profonde devient plus épais, de manière à former des bandes assez épaisses dont la tâche est de maintenir les tendons des muscles longs dans la bonne position et d'empêcher leur cambrure pendant le mouvement. Ces bandes sont appelées rétinacles des fléchisseurs et des extenseurs et sont observables autour des articulations du poignet et de la cheville.

- Aponévrose Dans la correspondance des paumes des mains et de la plante des pieds, il est possible d'observer un épaississement de la couche profonde, qui forme les aponévroses dites palmaires et plantaires. Cette conformation consiste en une épaisse couche de tissu fibreux nécessaire à la fixation des muscles et à la protection des structures internes sous-jacentes. Les aponévroses palmaires et plantaires représentent respectivement les tendons dégénérés des muscles palmaire et plantaire.

- Gaines fibreuses
  La couche profonde, dans certaines régions du corps, devient si dense qu'il forme une gaine qui se développe autour des faisceaux neurovasculaires, en particulier :
  - *Gaine carotide,* qui entoure l'artère carotide, la veine jugulaire interne et le nerf vague ;
  - *Gaine axillaire,* qui entoure l'artère axillaire et la veine axillaire. Dans ce cas, la couche profonde est dense autour de l'artère et plutôt lâche autour des veines, afin de permettre leur distension.

- Capsules fibreuses
  Dans certaines zones du corps, la couche profonde se divise pour former une capsule capable de s'enrouler autour d'une glande. C'est le cas de la glande parotide, de la glande sous-maxillaire, de la glande thyroïde, etc.

- Membranes interosseuses
  Dans l'avant-bras et la jambe, la couche profonde a des variations nécessaires pour former des membranes interosseuses.

- Septa intermusculaire
  Dans la correspondance des membres, la couche profonde développe des septas fibreuses à partir de sa surface profonde, ils ont pour tâche de soutenir la formation de compartiments musculaires.

- Gaines fibreuses fléchisseurs

Dans les surfaces fléchisseuses des doigts et des orteils, la couche profonde devient plus épaisse pour former la gaine fibreuse des fléchisseurs, qui s'enroule autour des longs tendons fléchisseurs. Ces gaines, appelées gaines synoviales digitales, empêchent les tendons de se plier et d'abandonner la position naturelle.

- Ligaments Les ligaments des articulations sont considérés comme des bandes épaisses situées dans la couche profonde.

- Gaine couche le
  La gaine couche le forme une gaine qui se développe autour de certains muscles. Un exemple est la couche iliaque.

3.3.2 Terminaisons nerveuses dans la couche profonde

La couche profonde est extrêmement sensible. Son approvisionnement nerveux provient de :

- Nerfs atteignant la peau qui se chevauche,
- Nerfs qui alimentent les muscles dans la couche profonde.

3.3.3 Fonctions de la couche profondes

Les principales fonctions de la couche profonde sont les suivantes :

- Maintenir les structures sous-jacentes dans la bonne position et préserver le profil superficiel caractéristique des membres et du cou ;
- Fournir une surface supplémentaire utile pour la fixation des muscles ;
- Faciliter le drainage veineux et lymphatique ;
- Lier les os à travers les membranes interosseuses ;
- Gardez les tendons longs dans la bonne position afin qu'ils ne soient pas endommagés, il soutient également le glissement pendant le mouvement.

Approfondissement clinique

Étant donné que la couche profonde définit les plans fascias entre les muscles, ces derniers peuvent représenter des voies potentielles pour la propagation des infections.

Le pus a tendance à pénétrer le long des lignes avec moins de résistance présente dans les plans de la bande profonde. Le pus peut ensuite être détecté en suivant les canaux formés par la couche profonde autour des vaisseaux sanguins et des muscles. Par exemple, le pus présent dans la racine du cou peut atteindre le bras à travers la gaine axillaire.

Le pus présent dans la colonne thoracique tuberculeuse peut pénétrer dans la région de l'aine par le couche iliaque.

La couche profonde est moins marquée, c'est-à-dire moins facile à observer, dans la région de la paroi abdominale antérieure. Pour cette raison, il est généralement considéré comme absent.

Informations clés

Le plus grand organe du corps	Peau
Peau plus épaisse présente dans le corps	Paumes, plante des pieds
Peau plus fine présente dans le corps	Gland du pénis, paupières, tympan
Affection cutanée congénitale la plus courante	Dans l'
Cause des grains de beauté	Mélanocytes présents dans les groupes de haute densité
Région où le cancer de la peau est le plus fréquent	Visage
Type de cancer de la peau le plus courant	Carcinome
L'exosquelette chez l'homme est observable chez	Cheveux et ongles
Récepteur sensoriel plus grand que la peau	Corpuscule de Pacini
Type de cheveux le plus commun dans le corps humain	Cheveux polaires et permanents
Région avec le plus grand nombre de glandes sudoripares	Front, paumes, plante des pieds
Région avec le plus grand nombre de glandes sébacées	Scalper
Région où la couche superficielle est doté de quantités abondantes de graisse	Seins, muscle glutéal, hanches, paroi abdominale antérieure
Région où la couche superficielle est absente de graisse	Pénis, scrotum, paupières

Tumeur la plus fréquente du tissu sous-cutané	Lipome
Régions où la couche profonde est absente	Visage, organes génitaux externes

Chapitre 4
Le système squelettique

Introduction

Le système squelettique est constitué d'os et de cartilage. Les deux sont constitués de tissu conjonctif spécialisé appelé tissu squelettique (sclérose) qui peut supporter le poids sans subir de flexion. De plus, un tel tissu se caractérise par une résistance à la traction remarquable.
Bien que le tissu squelettique soit constitué des mêmes composants (cellules, matrices, etc.) que le tissu conjonctif général, il diffère d'un point de vue physique en ce que sa matrice se solidifie.

Les fonctions du système squelettique sont les suivantes :
- Formation de la structure rigide du corps ;
- Protection des intestins (cerveau, cœur, poumons, etc.) contre les blessures externes potentielles ;
- Fournissez au corps une large amplitude de mouvement.

4.1 Squelette axial et squelette appendiculaire

Pour faciliter l'étude, le squelette est divisé en deux catégories : le squelette axial et le squelette appendiculaire.

4.1.1 Squelette axial

Le squelette axial est constitué d'os et de cartilages situés près de l'axe central du corps.

Ils comprennent le crâne, les osselets auditifs, l'os hyoïde, la colonne vertébrale et la cage thoracique :

- Crâne : Il y a deux ensembles d'os, les os crâniens qui forment le crâne et les os du visage.
- Conduit auditif : ce sont les osselets auditifs, ou les trois petits os présents dans chaque cavité de l'oreille.
- Os hyoïde : il est situé au-dessus du larynx et au-dessous de la mâchoire inférieure.
- Colonne vertébrale : elle est composée de 26 os individuels ou mobiles (vertèbres).
- Cage thoracique : représente la structure osseuse et cartilagineuse de la poitrine et comprend 12 paires de côtes avec cartilage costal et sternum.

4.1.2 Squelette appendiculaire

Le squelette appendiculaire a une structure symétrique bilatérale et comprend les os des membres supérieurs et inférieurs, les jonctions osseuses qui ancrent ces extrémités au squelette axial.

- Ceinture pectorale : elle se compose de deux paires d'omoplates et de clavicules. Ce n'est pas une ceinture complète puisqu'elle n'est attachée qu'antérieurement.
- Os des membres supérieurs : Chaque membre supérieur contient l'humérus, le radius et le cubitus du bras et de l'avant-bras et les os du carpe, les os métacarpiens et les phalanges de la main.
- Ceinture pelvienne : elle est formée par les deux os de la hanche. C'est une ceinture complète car elle est reliée antérieurement à la symphyse pubienne et postérieurement au sacrum de la colonne vertébrale.
- Os des membres inférieurs : chaque membre inférieur contient le fémur de la cuisse ; le tibia et le péroné dans les os tarsiens, les os métatarsiens et les phalanges dans le pied.

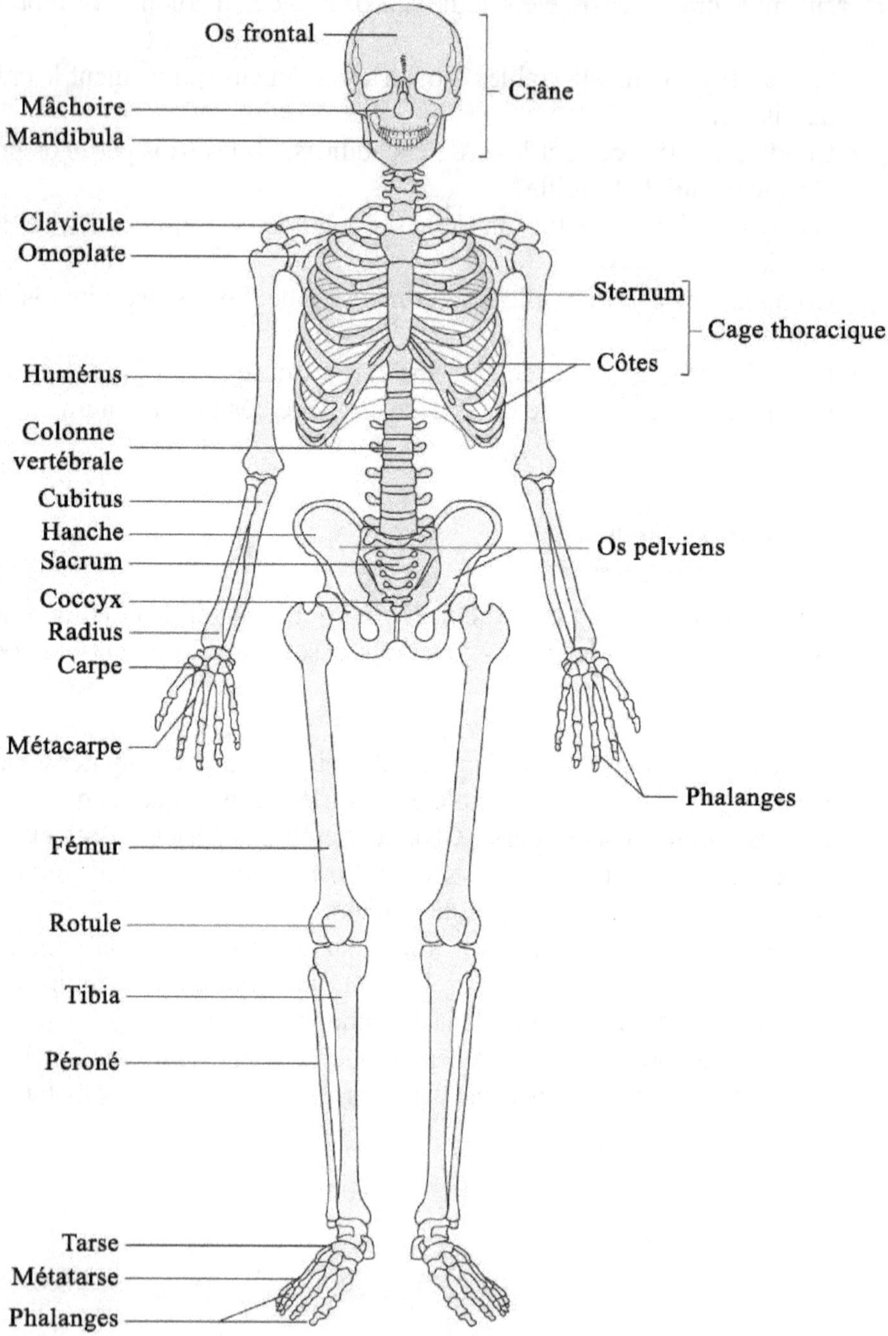
Os frontal
Crâne
Mâchoire
Mandibula
Clavicule
Omoplate
Sternum
Cage thoracique
Humérus
Côtes
Colonne vertébrale
Cubitus
Hanche
Os pelviens
Sacrum
Coccyx
Radius
Carpe
Métacarpe
Phalanges
Fémur
Rotule
Tibia
Péroné
Tarse
Métatarse
Phalanges

4.2 Os

Les os représentent un tiers du tissu conjonctif. Ils sont constitués de plus de 60% de sels de calcium, principalement de phosphate de calcium, de carbonate de calcium et, dans une moindre mesure, d'autres types de sels. Leur composition les rend extrêmement durs et rigides, tout en les rendant résistants aux forces de compression

Régions du squelette	Nombre d'os
Squelette axiale	
Crâne	8
Ioideo	1
Audit de conduitif	6
Colonnes vertigorales	26
Sternum	1
Côtes	24

Régions du squelette	Nombre d'os
Squelette appendiculaire	
Clavicule	2
Omoplate	2
Humérus	2
Cubitus	2
Radio	2
Carpien	16
Métacarpien	10
Membre supérieur de la phalange	28
Fémur	2
Peroné	2
Tibia	2
Rotules	2
Tarse	14
Métatarse	10
Membre inférieur de la phalange	28

du levage de poids et aux forces d'impact élevées résultant de mouvements tels que les sauts.

Les tissus conjonctifs organiques, formés en grande partie à partir de fibres de collagène, sont responsables de la robustesse et de la flexibilité nécessaires pour résister aux forces de traction. Du point de vue de la résistance, les os peuvent être comparés à des matériaux tels que le fer et l'acier.

Malgré leur dureté et leur teneur élevée en calcium, les os sont un tissu vivant à part entière. Ils sont en effet caractérisés par une vascularisation élevée, par un recyclage constant du calcium qu'ils contiennent et par un schéma de croissance observable.

Les os, comme les autres tissus du corps, sont également sujets aux maladies et sont capables de guérir après une fracture. Ce qui les distingue est une plus grande capacité de régénération que tout autre tissu du corps, à l'exception du sang. Le tissu osseux peut se former et se modifier en fonction des changements résultant du stress et de la tension soutenus. Pour cette raison, en cas de non-utilisation, les os ont tendance à subir une atrophie, tandis qu'en cas d'utilisation excessive, ils ont tendance à hypertrophie.

4.2.1 Fonctions des os

Les principales fonctions des os sont les suivantes :

- Les os sont essentiels pour soutenir le corps humain, le façonner et résister à toutes les formes de stress externe.
- Le système squelettique fournit la surface nécessaire à la fixation des muscles, des tendons et des ligaments.
- Les os jouent le rôle de leviers lors des actions et des mouvements musculaires.
- Le crâne, la colonne vertébrale et la cage thoracique protègent les organes fondamentaux tels que le cerveau, la colonne vertébrale, le cœur et les poumons.
- La moelle osseuse produit des cellules sanguines.
- Les os retiennent 97 % des réserves de calcium et de phosphore de l'organisme.
- La moelle osseuse contient les cellules du système réticulo-endothélial, des phagocytes qui jouent un rôle important dans les réponses immunitaires de l'organisme.

4.2.2 Structure microscopique des os

Les os représentent un tissu conjonctif spécialisé et se composent de trois composants :

- Cellules
- Substance de base
- Fibres

La substance fondamentale et les fibres forment ensemble la substance intercellulaire ou la matrice sujette à la minéralisation. Les cellules osseuses peuvent être divisées en ostéoblastes, ostéocytes et ostéoclastes.

4.2.2.1 Ostéoblastes

Les ostéoblastes sont dérivés de cellules ostéoprogénitrices pluripotentes situées dans le mésenchyme, le périoste et l'endosteum. Ces cellules sécrètent de l'ostéoïde, qui est une matrice non minéralisée composée de protéoglycanes, de glycoprotéines et de fibres de collagène de type I.
Pour que la minéralisation se produise, les ostéoblastes sécrètent de l'ostéocalcine et de la phosphatase alcaline, qui libèrent des radicaux calcium et phosphate.
Les ostéoblastes libèrent également des vésicules matricielles capables de concentrer le calcium et le phosphate, les facteurs les plus importants et fondamentaux de la minéralisation.
Les ostéoblastes subissent une mitose et représentent les cellules précurseurs des ostéocytes.

4.2.2.2 Ostéocytes

Les ostéocytes sont dérivés d'ostéoblastes : lorsqu'un ostéoblaste est entouré par la matrice il devient un ostéocyte.
Ce sont des cellules aplaties dotées de nombreux processus cytoplasmiques. Ils sont situés dans les espaces présents à l'intérieur de la matrice (lacunes et canalicules). Les ostéocytes, contrairement aux ostéoblastes, ne subissent pas de mitose.

Les canalicules s'étendent de chaque espace et permettent la diffusion du matériel nutritif afin que les cellules restent vivantes dans la matrice calcifiée. Ils maintiennent les os grâce à leur activité ostéogénique et ostéoclastique équilibrée.
Les cellules sécrètent de la phosphatase alcaline pour maintenir la calcification, et après leur mort, la matrice est décalcifiée.

4.2.2.3 Ostéoclastes

Les ostéoclastes proviennent de la fusion de cellules de moelle osseuse non engagées, qui sont liées à un type de globules blancs appelé monocyte similaire à la formation de cellules géantes résultant de la fusion de macrophages. Les ostéoclastes sont donc de grandes cellules à noyaux multiples et qui fournissent un soutien pendant le processus de résorption osseuse, pour cette raison, ils jouent un rôle important dans le remodelage osseux.
Les ostéoclastes sont observés dans les dépressions peu profondes dans les os appelées lacunes de Howship. Ces cellules ne sont pas sujettes à la mitose.

4.2.2.4 Matière de base

La substance de base contient les éléments suivants :

- Protéoglycanes contenant une chaîne latérale de glycosaminoglycanes (GAG), en particulier le sulfate de chondroïtine et le sulfate de kératane.
- Glycoprotéines telles que l'ostéonectine et l'ostéocalcine, une protéine liant le calcium.
- Composant minier qui comprend l'hydroxyapatite (cristaux de phosphate de calcium), les ions citrate et les ions bicarbonate. Le composant minéral est principalement constitué de cristaux d'hydroxyapatite de phosphate de calcium et contribue à la dureté et à la rigidité de l'os.
- L'eau (liquide tissulaire) qui contribue à un faible degré d'hydratation des os (environ 7%).

4.2.2.4 Fibres

Les fibres osseuses sont des fibres de collagène de type I et fournissent une résistance à la traction.

4.2.3 Classification des os

Les os peuvent généralement être classés en suivant trois approches :

- Selon la forme
- Selon la structure
- Selon le développement

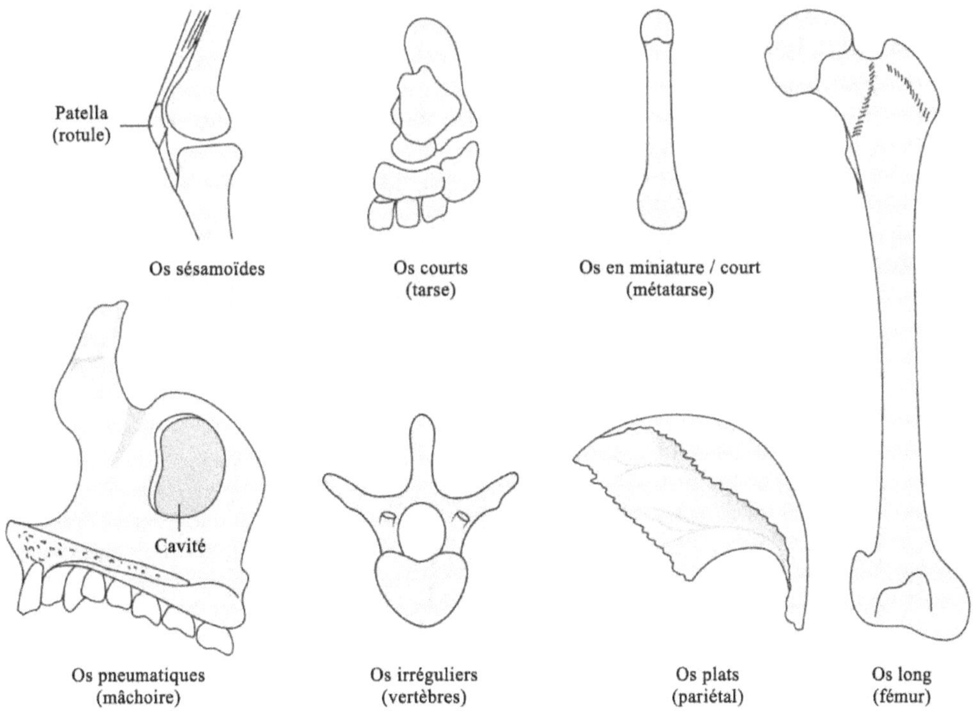

4.2.3.1 Classification selon la forme

En fonction de leur forme et de leur taille, les os peuvent être classés dans les catégories suivantes :

- *Os longs*
  Chaque os long a une forme dans laquelle la longueur dépasse la largeur et l'épaisseur. Ce sont des os porteurs qui sont généralement positionnés verticalement dans le corps au niveau des membres, où ils agissent comme des leviers pour les muscles qui leur sont connectés. Ces os se composent généralement de trois parties : une tige tubulaire allongée, appelée diaphyse, et deux extrémités élargies appelées épiphyses.
  Les os longs ont également des cavités médullaires dans lesquelles la moelle osseuse est contenue.
  Voici des exemples d'os longs :
  - Os longs typiques tels que l'humérus, le radius, le cubitus, le fémur, le tibia et le péroné ;
  - Os miniatures longs avec une seule épiphyse tels que les métacarpiens, les métatarsiens et les phalanges ;
  - Os longs sans cavité médullaire comme la clavicule.

- *Os courts*
  Ce sont de petits os généralement caractérisés par une forme cubique à six surfaces. Tous les os courts s'ossifient en cartilage après la naissance. Les exceptions sont le talus, le calcanéum et le cuboïde puisqu'ils commencent leur ossification avant la naissance.
  Un exemple d'os courts sont les os carpiens et tarsiens.

- *Os plats*
  Cette catégorie d'os est caractérisée par une forme plate et se trouve principalement sous la forme d'une structure de connexion entre les cavités de l'organisme.
  Les exemples sont les côtes, le sternum, l'omoplate et les os présents dans la voûte du crâne.

- *Os irréguliers*
  Ils représentent des os qui ne peuvent être inclus dans aucune des catégories ci-dessus.

Ce groupe comprend également les os pneumatiques, qui ont de petites cavités remplies d'air qui sont directement reliées aux cavités nasales. Ce type d'os rend le crâne plus léger et facilite la respiration. Ceux-ci comprennent les os maxillaires, frontaux, ethmoïdes et sphénoïdes.

- *Os sésamoïdes*
  Dans cette catégorie sont enfermés les nodules osseux présents dans les tendons ou les capsules articulaires. Ce type d'os n'a pas de périoste et s'ossifie après la naissance. Ils frottent contre la surface convexe des os lors des mouvements articulaires. La surface de contact est composée de cartilage hyalin et lubrifiée par une membrane synoviale.
  La fonction des os sésamoïdes est de résister à la pression, de réduire la friction, de maintenir la circulation locale et de changer la direction de la traction musculaire. Les exemples sont la rotule et le pisiforme.

- *Os accessoires (surnuméraires)*
  Ce sont des os qui ne sont généralement pas présents dans le corps et, lorsqu'ils sont présents, ne causent aucun dommage ou danger. Elles peuvent souvent apparaître comme des épiphyses désunies développées par des centres d'ossification ou comme un échec à fusionner une épiphyse. Les os suturaux en sont des exemples (tubercule latéral du talus et de l'os Vespasien. Dans la pratique médico-légale, les os accessoires peuvent être confondus avec des fractures, mais ce type d'os est souvent bilatéral et a une surface lisse sans la présence de callosités.

- *Os hétérotopiques*
  Ce groupe renferme les os qui peuvent se développer dans les tissus mous. Un exemple de ceci sont les jockeys, qui peuvent développer des os dans les muscles adducteurs.

4.2.3.2 Classification selon la structure

D'un point de vue *macroscopique,* la structure d'un os peut être distinguée en compact ou spongieux.

En général, la plupart des os du corps humain ont une structure de base externe compacte et toute une région spongieuse.

Par exemple, dans les os longs, la tige est formée d'un os compact caractérisé par une forme cylindrique qui entoure la cavité centrale appelée cavité médullaire. Les extrémités des os longs sont constituées d'os spongieux enveloppés dans une fine couche d'os compact.
Dans les os plats tels que ceux du crâne, cependant, l'os spongieux est situé entre deux couches d'os compact. La partie spongieuse est appelée diploé crânien, tandis que les parties externe et interne sont appelées planches.
Seule la conque nasale fait exception car elle est formée exclusivement d'os spongieux.

Os compacts
Les os compacts ont une structure dense qui est très similaire à celle de l'ivoire bien qu'ils soient extrêmement poreux. Habituellement, ce type de structure se trouve dans les os longs et dans ceux du cortex. Les os de ce type dérivent d'une évolution adaptative aux forces de flexion et de torsion.
L'os compact est constitué de lamelles de collagène et d'ostéon.

- Lamelles osseuses
  L'os compact se compose de trois types de lamelles osseuses :
  - *Lamelles concentriques*, qui entourent le canal Havers ;
  - Lamelles interstitielles, qui sont situées entre les ostéons. Ce sont des vestiges d'anciennes lamelles circonférentielles externes ou d'anciens systèmes Hazers ;
  - *Lamelles circonférentielles, qui* sont des plaques de forme plate qui s'étendent autour de l'os.

- Également appelé système de Havers, il se compose d'un canal central (ou canal de Hazers) et est entouré de lamelles osseuses concentriques.
  Le canal de Havers est parallèle au long axe osseux et contient des vaisseaux sanguins, des nerfs et du tissu conjonctif lâche. Les lamelles concentriques, généralement entre 4 et 20, forment des anneaux autour du canal central. Les ostéocytes sont localisés entre les anneaux lamellaires dans les lacunes. Les trouées communiquent entre elles à travers et entre les lamelles, et avec le canal central grâce à de nombreux canalicules.
  Les canaux de Havers sont bordés par l'endosteum et communiquent entre eux, avec la cavité médullaire et avec la surface de l'os grâce aux nombreux canaux Volkmann. Ces derniers se développent perpendiculairement au long axe de l'os.

Les vaisseaux sanguins du périoste ou de l'endosteum pénètrent dans l'os par les canaux de Volkmann. Les canaux de Havers reçoivent les vaisseaux sanguins des canaux de Volkmann. De cette façon, les ostéites reçoivent des nutriments et éliminent les déchets à travers le système de canaux.

Os spongieux

Dans les os spongieux, également appelés os trabéculaires, il est facile d'observer une structure ouverte consistant en une imbrication de fines plaques osseuses (trabécules) entre lesquelles il existe des espaces contenant la moelle osseuse.

Les os spongieux représentent une évolution adaptative aux forces de compression.

Les trabécules sont constituées de lamelles qui se chevauchent et ne forment pas un système de Havers car elles se nourrissent à travers les vaisseaux sanguins des tissus qui les entourent. Leur surface est équipée d'une couche d'ostéoblastes.

Approfondissement clinique

Les trabécules sont orientées le long de la ligne de stress à l'intérieur d'un os. Si la direction de la contrainte du porteur est légèrement modifiée, par exemple en raison d'une fracture qui ne guérit pas correctement, le schéma trabéculaire se réaligne avec de nouvelles lignes de contrainte.

Pour cette raison, les patients âgés se plaignent souvent de douleurs sur le site d'une fracture.

D'un point de vue *microscopique*, les os peuvent être classés en deux catégories : les os lamellaires et les os avec des fibres entrelacées.

Cette classification est basée sur la disposition des différentes composantes de la matrice.

- Os de fibres tressées : Les fascicules de collagène et les cristaux osseux dans un os tressé sont disposés au hasard formant un réseau qui ressemble à la texture d'un tissu. Des exemples de tels os peuvent être vus dans les jeunes os fœtaux et les callosités sur les sites de réparation des fractures.

- Os lamellaire : dans l'os lamellaire, la matrice minéralisée est disposée en couches minces (lamelles). Les lattes sont disposées selon deux schémas différents :
  - Dans les unités concentriques cylindriques (système Hazers) présentes dans les os compacts ;
  - Dans les branches et les plaques courbes et anastomosâtes telles que celles présentes dans les os spongieux.

Tous les os présents chez les individus adultes sont lamellaires.

4.2.3.3 Classification par développement

Selon le processus de développement (ossification), les os peuvent être divisés en trois catégories :

- Os membraneux
  Cette catégorie comprend les os de revêtement qui s'ossifient dans la membrane par ossification intra membraneuse ou mésenchymateuse.
  Les exemples sont les os du visage et la voûte du crâne.

- Os cartilagineux
  Ce groupe représente les os qui s'ossifient en cartilage par ossification intra cartilagineuse ou endochondrale. Ce sont des os dérivés de motifs cartilagineux préformés.
  Les exemples sont les os des membres, la cage thoracique et la colonne vertébrale.

- Membrane-os cartilagineux
  Cette classification comprend les os qui s'ossifient en partie dans la membrane et en partie à l'intérieur du cartilage.
  Les exemples sont la clavicule, la mandibule, le sphénoïde, le front temporal et le front occipital.

4.2.4 Structure générale des os longs

L'examen à l'œil nu des coupes transversales et longitudinales d'un os long permet d'identifier les parties suivantes :

- Tige centrale
  La tige centrale représente la partie avec une forme allongée entre deux extrémités élargies. Cette partie de l'os est constituée d'une coquille externe épaisse d'os compact (cortex) qui entoure la cavité médullaire, offrant ainsi une résistance maximale avec un matériau et un poids réduits. La cavité médullaire est riche en

moelle osseuse jaune (à la naissance, elle est remplie de moelle osseuse rouge et est impliquée dans l'hématopoïèse active).

- Extrémités
  Les extrémités sont noueuses et élargies, constituées en grande partie d'os spongieux recouvert d'une fine coquille d'os compact. Les extrémités de l'os long sont recouvertes de cartilage hyalin articulaire et participent à la formation des articulations.

4.2.4.1 Périosté et endosteum

Les surfaces externes de tous les os sont recouvertes d'une membrane fibreuse épaisse appelée périoste, tandis que leurs surfaces internes sont tapissées d'une fine membrane fibreuse appelée endosteum. Le périoste et l'endosteum contiennent tous deux des cellules ostéoprogénitrices, des ostéoblastes et des ostéoclastes essentiels à la formation, au remodelage et à la réparation des os.
Le périoste est une membrane fibreuse épaisse qui recouvre toute la surface de l'os, à l'exception des zones recouvertes de cartilage articulaire. À l'extrémité articulaire, le périoste rejoint la capsule articulaire. Il est composé de deux couches : une couche fibreuse externe dense et une couche cellulaire interne de nature ostéogénique.
Le périoste est relié à l'os sous-jacent par des fibres de collagène extrinsèques, les fibres de Sharpey. Ce sont des fibres de collagène grossières qui s'étendent vers l'intérieur pour pénétrer dans la matrice osseuse (tissu osseux cortical externe), fixant ainsi le périoste à l'os.

Les fonctions du périoste sont les suivantes :

- Protéger et maintenir la forme des os ;
- Nourrir la partie externe du cortex sous-jacent à travers de nombreuses artères périostées ;
- Fournir un point d'attache pour les ligaments, les tendons, les muscles et les septa intermusculaires ;
- Fournir une capacité de régénération à l'os.

L'endosteum est une membrane cellulaire qui tapisse la cavité médullaire de la tige osseuse. Les ostéoblastes et les cellules ostéoprogénitrices présentes dans l'endosteum jouent un rôle important dans le remodelage et la réparation osseuse.

Le foramen nutritif est généralement présent près de la partie centrale de la tige pour permettre l'entrée de l'artère nutritive.

Approfondissement clinique
Le périoste est important dans la réparation des fractures car il est doté de la capacité unique de former un nouvel os.
Le périoste est très sensible à la douleur, en particulier aux déchirures et aux tensions. Par conséquent, percer l'os sans anesthésie est très douloureux. Pour la même raison, lorsque pendant l'injection intramusculaire l'aiguille pénètre dans le périoste, le patient ressent une douleur intense.

4.2.4.2 Moelle osseuse

La moelle osseuse est un tissu vasculaire mou et lâche constitué d'un réseau délicat de fibres réticulaires et de divers types de cellules. C'est le site principal de l'hématopoïèse et est présent dans la cavité médullaire des os longs et dans les cavités des os spongieux. La moelle osseuse peut être divisée en deux catégories en fonction de l'apparence à l'examen macroscopique.

- Moelle osseuse rouge
- Moelle osseuse jaune

La moelle osseuse rouge est vasculaire et, comme son nom l'indique, se caractérise par la couleur rouge grâce à la présence de globules rouges. Il s'agit d'un réseau de fibres fines réticulaires contenant des cellules sanguines, qui présentent tous les stades de développement : globules rouges immatures (nucléés), globules rouges matures (non nucléés), myéloblastes, myélocytes, granulocytes, mégacaryocytes, etc.
À la naissance, il est présent dans tous les os du corps et est un site important d'hématopoïèse, avec l'âge, la moelle présente dans la cavité médullaire des os longs est progressivement remplacée par la moelle jaune. Chez les individus adultes, la moelle rouge est observée dans les os spongieux tels que le sternum, les os du crâne, la crête iliaque, les vertèbres, etc.
La moelle jaune est principalement constituée de tissu adipeux. Cependant, peu d'éléments hématopoïétiques peuvent y être trouvés. Dans certaines conditions, telles que des saignements graves ou une hypoxie, la moelle osseuse jaune se reconvertit en moelle osseuse rouge.

Ponction de moelle osseuse : Une telle procédure est souvent effectuée par les médecins à des fins de diagnostic. Les sites couramment utilisés pour l'aspiration de la moelle osseuse sont : le sternum, les épines iliaques antérieures et postérieures des os de la hanche, les côtes et les membres supérieurs du tibia.
Chez les adultes, les sites les plus courants d'aspiration de la moelle osseuse sont l'haltère du sternum et les apophyses épineuses des vertèbres lombaires. Chez les enfants, les sites communs de l'aspiration de la moelle osseuse sont les crêtes iliaques des os de la hanche.

4.2.5 Structure générale des jeunes os

Comme discuté dans les pages précédentes, un os long peut être divisé en trois parties : les deux extrémités et une partie centrale contenant la moelle. Néanmoins, avant que l'ossification ne soit complète, l'os a une conformation différente. À ce stade de l'os, on peut distinguer quatre parties :

- Épiphyse
- Plaques épiphysaires
- Métaphyse
- Diaphyse

4.2.5.1 Épiphyse

Les épiphyses représentent les extrémités des os longs et peuvent être classées comme suit :

- *L'épiphyse de pression :* elle est articulaire et participe à la transmission du poids. Exemples : tête fémorale, extrémité du rayon inférieur, etc.
- *Épiphyse de traction :* elle n'est pas articulaire et ne participe pas à la transmission du poids. Ce type d'épiphyse fournit une fixation à un ou plusieurs tendons qui exercent une traction sur l'épiphyse elle-même.
  L'épiphyse de traction tend à s'ossifier plus tard que les épiphyses de pression. Exemples : fémur trochanter et tubercules de l'humérus.
- *Épiphyse atavique :* elle représente un os indépendant qui, dans l'espèce humaine, fusionne avec l'os le plus proche pour recevoir de la nourriture. Exemples : processus coracoïde de l'omoplate et tubercule latéral du talus.

- *Epiphyse aberrant :* il n'est pas toujours présent dans le corps. C'est une épiphyse qui apparaît comme l'extrémité inhabituelle d'un os long ou court. Exemples : épiphyse du premier métacarpien et à la base des autres os métacarpiens.

4.2.5.2 Plaque épiphysaire

La plaque épiphysaire est constituée de cartilage hyalin et a pour tâche de séparer l'épiphyse de la diaphyse en un os long pendant la phase de croissance.
La prolifération des cellules dans cette plaque cartilagineuse est responsable de la croissance longitudinale d'un os long. En fait, après la fusion épiphysaire, l'os ne peut plus croître en longueur. Le cartilage de croissance est nourri par les métaphores aryennes et épiphysaires artères.

4.2.5.3Méthapphyse

Les extrémités épiphysaires d'une diaphyse sont appelées métaphyses. Chaque métaphyse représente la zone de croissance la plus active dans l'os long. Avant la fusion de l'épiphyse, la métaphyse est abondamment alimentée en sang par les artères terminales périostées et épiphysaires.
Cette zone du corps représente souvent la zone de développement de l'ostéomyélite chez les enfants due à des bactéries ou des emboles qui peuvent facilement être piégées dans les courbures veineuses en épingle à cheveux provoquant une crise cardiaque. Ce n'est qu'après la fusion épiphysaire que des communications vasculaires sont établies entre les artères métaphysaires et épiphysaires. Ce processus garantit que la métaphyse ne contient plus d'artères terminales et n'est plus sujette à l'ostéomyélite.

4.2.5.4 Diaphyse

La diaphyse représente la partie allongée typique de la tige d'un os long qui est situé entre les métaphyses. La diaphyse se développe à partir du centre d'ossification primaire.

4.3 Circulation sanguine dans les os

4.3.1 Circulation sanguine dans les os longs

L'apport sanguin d'un os long provient des sources suivantes :

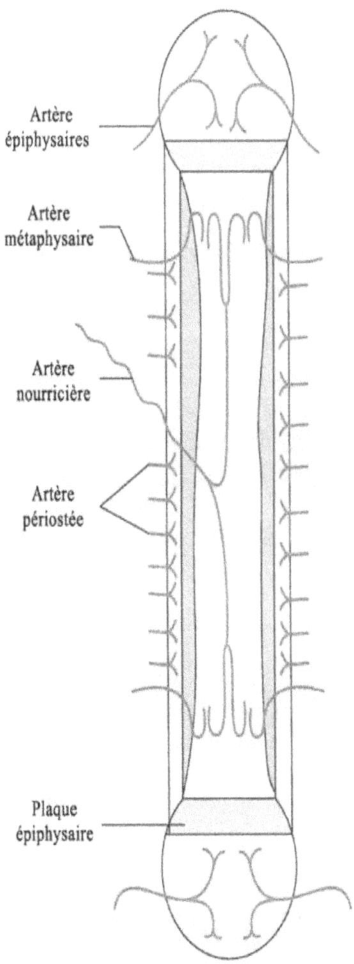

- Artère nourricière

Il pénètre dans la tige osseuse par le trou nourricier en glissant dans une direction oblique à travers l'écorce. Cette artère se divise en branches ascendantes et descendantes dans la cavité médullaire. Chaque branche artérielle se divise en une série de petits canaux parallèles qui se terminent par la métaphyse adulte par anastomose avec les artères épiphysaire, métaphysaire et périostée. L'Artère nourricière nourrit la cavité médullaire, les deux tiers du cortex interne et la métaphyse.

- Artère périostée

Ce type d'artères est particulièrement nombreux en correspondance de la zone située sous le muscle et des points d'attache des ligaments. Ils se ramifient sous le périoste et pénètrent dans les canaux de Volkmann pour nourrir la partie externe du cortex.

- Artère épiphysaire

Ce sont des artères dérivées des arcs vasculaires périarticulaires situés à la surface osseuse non articulaire. Bien qu'il existe de nombreux trous nourrissants dans cette région, il y en a peu qui pénètrent dans les artères épiphysaires et métaphysaires et la plupart d'entre eux représentent une sortie veineuse.

- Artère métaphysaire
  Ces artères proviennent des vaisseaux systémiques situés à proximité. Ils atteignent directement la métaphyse et renforcent les branches métaphysaires de l'artère nutritionnelle primaire.

4.3.2 Circulation sanguine dans les os longs mineurs

Dans les petits os longs, la circulation sanguine se produit un peu comme dans les os longs traditionnels. Les seules exceptions sont les suivantes :

- L'Artère nourricière accède à partir de la partie centrale de la tige osseuse et se divise immédiatement pour former un plexus ;
- Les vaisseaux périostés nourrissent la plupart des os chez les individus adultes, remplaçant les vaisseaux nourrissants.

4.3.3 Circulation sanguine dans les vertèbres

Les vertèbres se nourrissent de trois types de vaisseaux sanguins. Spécifiquement :

- Un ou plusieurs vaisseaux larges mais courts accèdent à la vertèbre à partir de la section postérieure par le foramen basivertébral;
- Une série de petits vaisseaux sanguins percent la surface antérolatérale du tissu ;
- Une série de longs vaisseaux perce la racine des processus transversaux et nourrit l'arc vertébral, les processus transversaux et les apophyses épineuses.

4.3.4 Circulation sanguine dans les côtes

L'apport sanguin aux côtes est fourni par deux types de vaisseaux sanguins, à savoir :

- Par l'Artère nourricière, qui accède au tubercule ;

- Les artères périostées.

En général, les veines sont nombreuses dans les os spongieux. Par exemple, dans les vertèbres, ils se rejoignent pour former une grande veine basivertébrale. Dans les os compacts accompagnent les artères dans les canaux de Volkmann.
Il n'y a pas de ganglions lymphatiques dans le tissu osseux, mais certains vaisseaux lymphatiques suivent les vaisseaux sanguins périostés, drainant le liquide dans les ganglions lymphatiques de la région.

4.4 Terminaisons nerveuses dans les os

Les nerfs accompagnent les vaisseaux sanguins. Ce sont principalement des terminaisons nerveuses sympathiques et vasomotrices. Certains d'entre eux sont sensoriels et sont situés dans les extrémités articulaires et le périoste des os longs, des vertèbres et des gros os plats.

4.5 Fractures osseuses

Le terme fracture fait référence à une rupture qui se produit le long de la continuité de l'os et représente le type de lésion osseuse le plus courant. Les fractures surviennent principalement en raison d'un traumatisme (fractures traumatiques), mais elles peuvent survenir spontanément en raison d'une maladie qui provoque un affaiblissement de l'os (fractures spontanées ou pathologiques).
Une fracture peut être distinguée en simple ou composé.

- Fracture simple ou fermée : L'os fracturé n'est pas exposé à l'extérieur par la peau.
- Fracture composée : L'os fracturé est exposé à l'extérieur par une ouverture dans la peau.

Lorsqu'un os se fracture, le traitement consiste à réaligner les extrémités cassées, puis à les immobiliser jusqu'à ce que la fracture soit guérie.

4.5.1 Réparation d'un os fracturé

Le processus de réparation d'un os fracturé nécessite les étapes suivantes :

- Au fur et à mesure que les fractures osseuses, le sang s'accumule et coagule formant un hématome de fracture dans et autour du site de la fracture.
- Deux à trois jours après l'événement, de nouveaux capillaires sanguins et des cellules non engagées par les tissus environnants envahissent l'hématome.
- Après une semaine, certaines des cellules non engagées se différencient en fibroblastes, qui sont activés pour produire un réseau entre les extrémités fracturées. Les autres cellules se différencient en chondroblastes par la production d'îlots fibrocartilagineux dans le réseau fibreux, formant ainsi une cal fibrocartilagineuse (cal temporaire).
- Les cellules ostéoprogénitrices du périoste et de l'endosteum dans la zone entourant le site de fracture prolifèrent et se différencient en cellules formant des os, ostéoblastes, et envahissent le cal temporaire déposant du tissu osseux primaire ou ostéoïde. Ce dernier joint les extrémités de l'os fracturé et est appelé cal osseuse.
- Le tissu osseux primaire de la cal est progressivement remplacé par un os secondaire (os mature).
- Enfin, un remodelage a lieu, restaurant ainsi la structure osseuse d'origine.

4.6 Cartilage

Le cartilage est un tissu conjonctif spécialisé qui fournit rigidité et élasticité. Pour cette raison, il est situé dans les zones du corps où ces deux caractéristiques sont requises.
Le tissu cartilagineux est constitué de chondrocytes incorporées dans une matrice gélatineuse. Le tissu phylogénétiquement cartilagineux est plus ancien que le tissu osseux. En fait, la plupart des os de la vie intra-utérine sont préformés dans le cartilage. Les cartilages qui sont remplacés par des os au cours du développement sont appelés cartilages temporaires, tandis que ceux qui persistent tout au long de la vie sont appelés cartilages permanents.

4.6.1 Fonctions cartilagineuses

Les principales fonctions du cartilage sont les suivantes :

- Fournir de la rigidité et du soutien aux tissus mous ;
- Fournir une surface de glissement lisse pour le joint ;
- Permettre le développement et la croissance des os longs.

L'os et le cartilage représentent deux tissus conjonctifs spécialisés, la différence fondamentale est due au fait que la matrice osseuse est minéralisée alors que la matrice cartilagineuse n'est pas minéralisée.

4.6.2 Structure cartilagineuse

Le cartilage a toutes les caractéristiques structurelles communes du tissu conjonctif, notamment :

- Cellules
- Fibres
- Substance de base

4.6.2.1 Cellules

Les cellules cartilagineuses sont des trois types suivants :

- Cellules chondrogènes : elles sont situées dans le périchondre, où elles subissent une mitose et se différencient en chondroblastes.
- Chondroblastes - jeunes cellules cartilagineuses qui occupent de petits espaces (lacunes) et peuvent subir une mitose.
- Chondrocytes : cellules cartilagineuses matures qui résident dans les lacunes. Ils forment des cellules isogéniques entourées de matrice.

4.6.2.2 Fibres

Les fibres présentes dans le cartilage peuvent être différenciées en deux groupes :

- Fibres de collagène de type I dans le fibrocartilage ;
- Fibres de collagène de type II dans les cartilages hyalins et élastiques.

4.6.2.3 Matière de base

La substance de base se compose de :

- Protéoglycanes, en particulier le sulfate de chondroïtine et le sulfate de kératane ;
- Glycoprotéines, à savoir la chondroïtine et la chondrocalcine (une protéine liant le calcium);
- Eau (liquide tissulaire), qui contribue à l'hydratation de 75% de la substance de base (degré élevé d'hydratation).

Dans la substance fondamentale du cartilage, il n'y a pas de composant minéral puisqu'il s'agit de tissu non minéralisé.

4.6.3 Caractéristiques du cartilage

Parmi les principales caractéristiques du cartilage, il est bon de souligner :

- Le cartilage n'a pas de vaisseaux sanguins ou lymphatiques. La nutrition des cellules qui composent le tissu est réalisée à travers la matrice qui le compose.
- Le cartilage n'a pas de terminaisons nerveuses et est donc dépourvu de sensibilité.
- Le cartilage est entouré d'une membrane fibreuse appelée périchondre, qui est assez similaire au périoste à la fois dans la structure et la fonction. Comme le cartilage articulaire n'est pas équipé de périchondre, la régénération à la suite d'une blessure est insuffisante.
- En cas de calcification du cartilage, les chondrocytes meurent et le cartilage est remplacé par du tissu osseux.

Os	Cartilage
Les os sont durs	Le cartilage est dense
La matrice est composée d'un matériau non flexible appelé osséine	Le tissu est extrêmement flexible grâce à la chondroïtine
Les sels de calcium sont présents dans la matrice	Il n'y a pas de sels de calcium
Présence abondante de terminaisons nerveuses et de vaisseaux sanguins	Aucune présence de terminaisons nerveuses et de vaisseaux sanguins
Présence de moelle osseuse	Aucune moelle osseuse n'est présente
La croissance ne se produit que par apposition sur la surface et se termine	La croissance peut être avec apposition ou interstitielle, c'est-à-dire de l'intérieur

4.6.3.1 Types de cartilage

Il existe trois types de cartilage :

- Cartilage hyalin
- Cartilage fibreux
- Cartilage élastique

Le tableau ci-dessous met en évidence les caractéristiques de chaque catégorie.

	Cartilage hyalin	Cartilage fibreux	Cartilage élastique
Bail	Présent dans le cartilage articulaire des os longs, du sternum, des côtes, du nez et du larynx	Présent dans le disque intervertébral de la symphyse pubienne, des articulations temporo-mandibulaires, de l'articulation sterno-claviculaire	Présent dans l'oreillette, le méat auditif externe, les trompes d'Eustache, l'épiglotte, le processus vocal de l'aryténoïde
Couleur	Blanc bleuâtre	Blanc étincelant	Jaunâtre
Apparence	Brillant ou translucide	Opaque	Opaque
Fibres	Très mince, avec des indices de réfraction tels que des matrices	De nombreuses fibres blanches	De nombreuses fibres jaunes
Élasticité	Souple	Plus fort et plus résistant	Plus flexible

Informations clés

Nombre total d'os dans le corps humain	206
Le plus gros os du corps humain	Fémur
Le plus petit os du corps humain	Étrier
Os long le plus long du corps humain	Fémur
Le plus petit os long du corps humain	Marteau
Le plus gros os plat du corps humain	Bassin
Le plus gros os sésamoïde du corps humain	Patelle
Zone de l'os long où la croissance est la plus active	Métaphyse
Augmentation de la zone vasculaire d'un os long	Métaphyse
Site où l'ostéomyélite est la plus fréquente	Métaphyse
Anomalie congénitale la plus fréquente due à un défaut d'ossification endochondrale	Achondroplasie
Anomalie congénitale la plus fréquente due à un défaut d'ossification membraneuse cléidocrânienne	Dysostose
Cartilage plus abondant dans le corps humain	Cartilage hyalin
Cartilage plus résistant dans le corps humain	Fibrocartilage

Chapitre 5 Articulations

5.1 Classification des articulations

Dans le langage courant, le terme articulation indique un point où deux choses sont réunies. En langage anatomique, une articulation indique une jonction entre deux os ou plus.
Dans les os longs, les articulations sont présentes dans les extrémités, dans les os plats le long des marges et dans les os courts ou irréguliers à la surface.
Les joints sont classés en fonction de leur structure et de leur fonction.

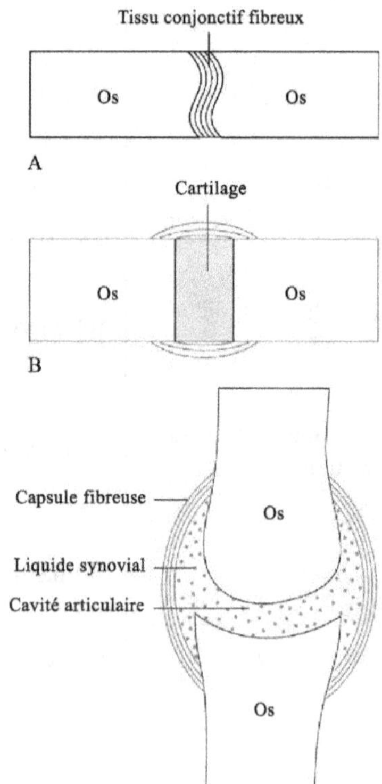

5.1.1 Classification fonctionnelle

La classification fonctionnelle distingue les articulations en fonction de leur degré de mobilité. Spécifiquement :

- Synarthrose
- Amphiarthrose
- Diarthrose

5.1.1.1 Synarthrose (immobilière)

La synarthrose est une articulation fixe dans laquelle il n'y a pas de mouvement. La surface articulaire est reliée par un tissu fibreux dur. Souvent, les extrémités osseuses sont imbriquées les unes avec les autres, un exemple étant les sutures du crâne.

5.1.1.2 Amphiarthrose (légèrement mobile)

L'amphiarthrose sont des articulations dans lesquelles vous pouvez faire un léger mouvement. Ils sont formés par un coussinet cartilagineux situé entre les surfaces osseuses et accompagné de ligaments fibreux nécessaires à l'os et au cartilage pour maintenir leur position.
Le cartilage présent à ces points de jonction agit également comme un amortisseur. Un exemple sont les disques d'invertébrés positionnés entre les vertèbres et dans lesquels le cartilage est renforcé par une présence abondante de fibres de collagène.

5.1.1.3 Diarthrose (entièrement mobile)

La diarthrose représente les articulations à mobilité totale. Cependant, chez certains d'entre eux, la capacité de bouger est limitée par la forme des surfaces articulaires et des ligaments qui relient les os. Ces ligaments sont constitués de tissu conjonctif élastique. Cette catégorie d'articulations entre les surfaces articulaires a une cavité remplie de liquide et recouverte de cartilage. Le liquide, connu sous le nom de liquide synovial, est produit par la membrane synoviale qui tapisse la capsule articulaire et les surfaces articulaires osseuses. Ce liquide a une fonction lubrifiante des têtes articulaires, de dissipation de chaleur et de nutrition du tissu cartilagineux. Le type de mouvement qui se produit dans chaque articulation est directement lié à la forme de l'articulation. En particulier, les mouvements possibles dans la diarthrose sont les suivants :

- Flexion angulaire : réduction de l'angle entre deux os,
- Extension : angle accru entre deux os,
- Enlèvement : retrait de la région de la ligne médiane,
- Adduction : Approximation de la région à la ligne médiane.
- Rotation des rotateurs : rotation sur un axe,
- Circumduction : déplacement d'une extrémité suivant une trajectoire qui permet de dessiner un cercle.
- Défilement de défilement : Glisser une partie sur une autre.

5.1.2 Classification structurelle

La classification structurelle est basée sur le type de tissu conjonctif et la présence ou l'absence de la cavité articulaire. Il s'agit de la classification la plus couramment utilisée en milieu clinique.
Plus précisément, les articulations peuvent être divisées en :

- Articulations fibreuses
- Articulations cartilagineuses
- Articulations synoviales

• Articulations fibreuses

Dans les articulations fibreuses, les os sont reliés par du tissu fibreux. Ces articulations sont immobiles ou permettent un degré de mouvement assez faible. Ils peuvent être de trois types :

- *Sutures*

  Ce type d'articulation est complètement immobile et est particulier au crâne. Selon les marges des têtes articulaires, les sutures peuvent être divisées en :
  - *Sutures harmoniques :* lorsque les marges sont régulières et plutôt lisses,
  - *Sutures dentées :* dans le cas où les marges ont une structure dentelée,
  - *Sutures écailleuses ou à bec de flûte :* lorsque les bords sont coupés sur le côté,
  - *Sutures imbriquées ou à éclore :* au cas où les marges seraient collées les unes avec les autres.

Le crâne des nouveau-nés a une fontanelle de nature temporaire. Ce sont six points spécifiques situés aux sutures dans le crâne du nouveau-né et dans lesquels il y a des espaces pleins de membrane et qui, en fait, sont appelés fontanelles. De telles lacunes sont essentielles pour permettre au cerveau d'augmenter librement sa taille. L'ossification de ces ouvertures se produit dans les 18 mois suivant la naissance.

- *Syndesmose*
  Ce type d'articulations n'est équipé ni de la cavité articulaire ni du cartilage de la muqueuse. Dans ces cas, les os sont reliés par des membranes ou des ligaments interosseux.
  Dans la syndesmose, de petits mouvements tels que la rotation, la pronation ou la supination sont autorisés. Un exemple est l'articulation de l'intervenant radio ulnaire.

- *Gonflé*
  Ce type d'articulation est aussi appelé articulation dentoalvéolaire, creuse ou cunéiforme. Il indique une surface conique capable de s'implanter à l'intérieur d'une cavité osseuse. Un exemple est l'articulation dentaire, dans laquelle la racine est insérée dans la cavité à travers le ligament périodique.

- Articulations cartilagineuses

Dans les articulations cartilagineuses, les os sont reliés les uns aux autres par le tissu cartilagineux hyalin ou le fibrocartilage. Dans ce type de joints, il n'y a pas de cavité articulaire et ils peuvent être divisés en deux groupes :

- *Articulations cartilagineuses primaires ou synchondrose*
  Dans ce groupe d'articulations, les extrémités osseuses sont reliées par une lamelle de cartilage hyalin capable de fournir force et immobilité à l'articulation. Ce sont des articulations de nature temporaire car avec l'âge, les lamelles cartilagineuses sont remplacées par de l'os par le processus de synostose.
  Des exemples de ce type d'articulations sont les articulations situées entre l'épiphyse et la diaphyse dans un os long pendant la phase de croissance, l'articulation sphéno occipitale, la première articulation chondro sternale et les articulations costo-chondrales.

- *Articulations cartilagineuses secondaires ou symphyse*

Dans les articulations cartilagineuses secondaires, la surface articulaire est recouverte d'une fine couche de cartilage hyalin et reliée par un disque fibro-cartilagineux. Ce sont des articulations permanentes dont la tâche est de résister tout au long de la vie d'un individu.
Typiquement, ce groupe d'articulations est présent à la ligne médiane du corps et permet une capacité restreinte de mouvement en raison du coussinet compressif contenu dans le fibrocartilage, un exemple sont les articulations haltères-sternales ou la symphyse pubienne. En général, l'épaisseur du fibrocartilage est directement proportionnelle à la capacité de se déplacer. Dans certains cas, les articulations cartilagineuses secondaires représentent le stade intermédiaire de l'évolution des articulations synoviales. Un exemple de ceci est l'articulation haltère-sternale ou les articulations intervertébrales présentes entre les vertèbres.

- Articulations synoviales ou diarthrose

Ce type d'articulations représente le groupe le plus évolué et, par conséquent, le plus mobile présent dans le corps. Comme ce sont les articulations les plus courantes dans le corps humain, nous les approfondirons dans le paragraphe suivant.

Approfondissement clinique

Parodontite : Les ballonnements ont une pertinence clinique en dentisterie, car les dents se détachent et peuvent tomber à la suite d'une inflammation et d'une dégénérescence du ligament parodontal.

5.2 Articulations synoviales

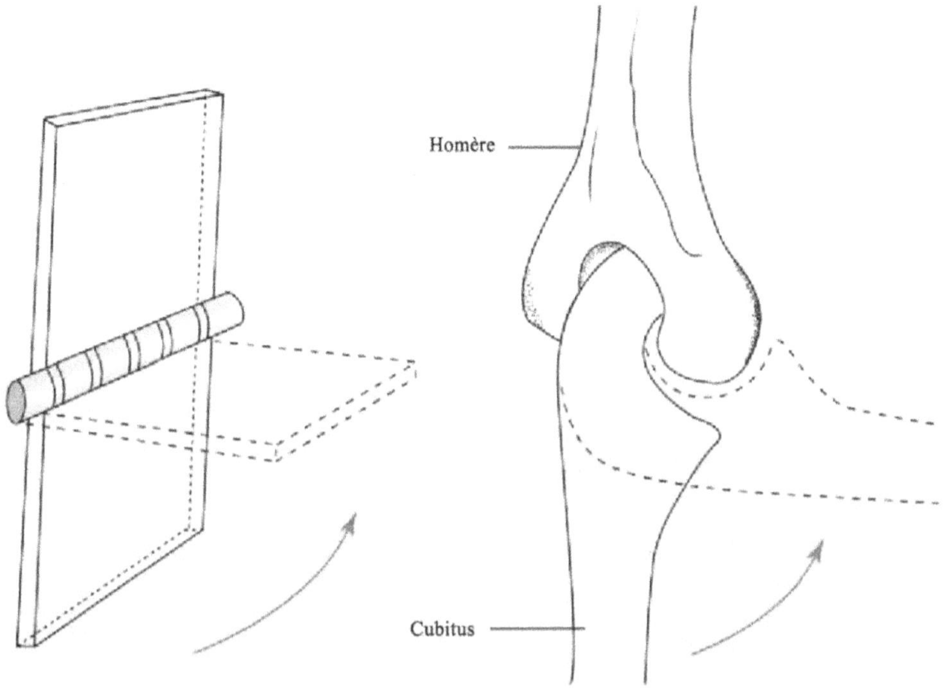

A B

Ces articulations sont équipées de cavités articulaires et les extrémités articulaires des os qui forment l'articulation sont enfermées dans une capsule fibreuse. Il s'ensuit que les articulations synoviales sont séparées par une cavité étroite appelée cavité articulaire, qui est remplie d'un liquide appelé liquide synovial.
Les articulations synoviales sont les articulations les plus évoluées et mobiles du corps, elles sont souvent appelées articulations diarthrodiales.

Les caractéristiques des articulations synoviales peuvent être résumées dans les points suivants :

- Les surfaces articulaires sont recouvertes d'une fine feuille de cartilage hyalin ;

- La cavité articulaire est enveloppée par une capsule articulaire, qui se compose d'une capsule fibreuse externe et d'une membrane synoviale interne ;
- La cavité de l'articulation est tapissée par la membrane synoviale, à l'exception de la zone située au niveau des cartilages articulaires ;
- La cavité est remplie de liquide synovial sécrété par la membrane synoviale, elle assure la lubrification des surfaces articulaires et la nourriture des cartilages articulaires.
- Parfois, la cavité articulaire peut être séparée incomplètement ou complètement du disque articulaire / ménisque ;
- À l'intérieur de la cavité articulaire, il peut y avoir des structures supplémentaires telles que des coussinets graisseux.

5.2.1 Composants des articulations synoviales

Les articulations synoviales sont composées des éléments suivants :

5.2.1.1. Capsule fibreuse

Il recouvre complètement l'articulation et entoure la cavité synoviale. La capsule est reliée aux os grâce à un tissu continu, formant ainsi l'articulation près des cartilages articulaires. La capsule fibreuse est constituée de faisceaux longitudinaux et entrelacés de fibres blanches de tissu conjonctif et, dans la partie interne, est tapissée par la membrane synoviale. La capsule fibreuse, avec la membrane synoviale, forme la capsule articulaire. Les fonctions de la capsule fibreuse sont les suivantes :

- La capsule fibreuse stabilise l'articulation de manière à permettre un mouvement résistant à la luxation ;
- De nombreuses terminaisons nerveuses sensorielles se ramifient le long de la capsule. La stimulation de ces terminaisons nerveuses produit la contraction réflexe des muscles, qui agissent sur l'articulation de telle sorte que l'articulation est dans une position de confort maximal pour protéger l'articulation ;

5.2.1.2 Ligaments

Ce sont des bandes épaissies de fibres de collagène. Deux types de ligaments peuvent être observés : les ligaments vrais et les ligaments accessoires.
Les vrais ligaments sont représentés par l'épaississement local des faisceaux de fibres parallèles présents dans le ligament capsulaire. Comme ils ne sont donc pas séparés du ligament capsulaire, ils sont aussi appelés ligaments intrinsèques. Un exemple de ceci sont les ligaments latéraux de l'articulation du genou.
Les ligaments accessoires, au contraire, sont séparés de la capsule fibreuse et peuvent donc être extra capsulaires ou intracapsulaires. Un exemple de ligament accessoire est donné par le ligament sphéno-mandibulaire. Les ligaments croisés antérieur et postérieur de l'articulation du genou sont des exemples de ligaments accessoires intracapsulaires.
Les vrais ligaments permettent le mouvement dans un plan, empêchant les mouvements indésirables dans d'autres plans. Ils stabilisent également l'articulation. Les ligaments accessoires fournissent un renforcement supplémentaire à l'articulation et limitent l'amplitude des mouvements.

5.2.1.3 Membrane synoviale

La membrane synoviale est une fine membrane de tissu conjonctif qui est fortement vascularisée et tapisse l'intérieur de la capsule fibreuse. Les cartilages articulaires ne sont pas recouverts par la membrane synoviale.
Parmi les principales fonctions de la membrane synoviale, il est utile de souligner les suivantes :

- La membrane synoviale produit du liquide synovial en quantité suffisante pour que les surfaces soient correctement lubrifiées ;
- Le liquide synovial est un dialysat de plasma sanguin associé à de l'acide hyaluronique. La viscosité et les propriétés lubrifiantes du liquide synovial sont extrêmement élevées.

5.2.1.4 Cartilage articulaire

Le cartilage articulaire, à quelques exceptions près, est constitué de cartilage hyalin. Il est formé par des agrégats d'acide protéoglycane-hyaluronique. L'acide hyaluronique retient l'eau qui résiste à la compression. La surface articulaire du cartilage a un faible coefficient de frottement.

Les cartilages articulaires de toutes les articulations synoviales sont constitués de fines plaques de cartilage hyalin à l'exception de celles des articulations temporo-mandibulaires, sterno-claviculaires et acromio-claviculaires, formées de fines plaques de fibrocartilage. On les appelle articulations synoviales atypiques.
La fonction principale du cartilage articulaire est de fournir des mouvements fluides sans frottement et de résister aux forces de compression.

5.2.1.5 Disque articulaire ou ménisque

Les disques articulaires sont des coussins de fibrocartilage interposés entre les surfaces articulaires de certaines articulations telles que, par exemple, temporo-mandibulaire, sterno-claviculaire, acromio-claviculaire, radio-ulnaire et genou.
Les principales fonctions des disques articulaires sont les suivantes :

- Soutenir la lubrification d'une articulation en maintenant un intervalle entre les surfaces articulaires ;
- Séparez complètement le joint en deux compartiments ;
- Agir comme un ligament pour modifier certains mouvements articulaires ;
- Prévenir l'usure du cartilage articulaire en fournissant un effet amortissant.

5.2.1.6 Sac articulaire

Ce sont des poches de tissu conjonctif qui ressemblent à celles des sacs ; Ils sont remplis de liquide synovial et sont situés près de certaines articulations synoviales. Ils sont couramment observés entre le tendon et l'os, entre le muscle et l'os, entre la peau et les os et entre le tendon et la peau.
La bourse articulaire réduit la friction dans les mouvements où une structure se déplace vers une autre.
La gaine tendineuse synoviale est une bourse modifiée qui entoure et lubrifie les tendons de certains muscles, en particulier ceux qui traversent les articulations du poignet et de la cheville.
Parmi les fonctions principales, il est bon de souligner les suivantes :

- Étouffer le mouvement de certains muscles ;
- Faciliter le mouvement des tendons ou des muscles sur les surfaces osseuses ou ligamentaires.

5.2.1.7 Coussinets adipeux

Ce sont des coussinets graisseux placés entre la membrane synoviale et la capsule fibreuse ou entre la membrane synoviale et l'os. Les exemples incluent la graisse acétabulaire dans l'articulation de la hanche ou le coussinet adipeux infra-patellaire de l'articulation du genou. Comme la graisse est très flexible, les tampons peuvent s'adapter aux conditions changeantes de l'articulation lors de différents mouvements.

Approfondissement clinique

Arthrose : dans des conditions normales, les surfaces articulaires des os des articulations synoviales n'entrent pas en contact les unes avec les autres, car les surfaces articulaires osseuses sont recouvertes de cartilage articulaire et le liquide synovial à l'intérieur des articulations assure la lubrification.

Lorsque le cartilage articulaire est endommagé en raison d'un traumatisme ou d'une maladie ou lorsque le liquide synovial est réduit, les os articulaires entrent en contact les uns avec les autres et subissent des frictions. Cela implique un processus de dégénérescence osseuse dans lequel une réparation osseuse anormale se produit et les surfaces articulaires prennent une forme irrégulière, provoquant de l'arthrose. Cette condition clinique affecte les grosses articulations portantes telles que les articulations de la hanche et du genou.

Formation d'ostéophytes : L'os près du cartilage articulaire, de la membrane synoviale et du périoste est fortement vascularisé. De ce fait, cette zone est dotée d'un grand pouvoir prolifératif et peut devenir un lieu de formation d'ostéophytes (formations pseudo-osseuses) et provoquer des anomalies dans les marges articulaires.

Polyarthrite rhumatoïde : Il s'agit d'une maladie auto-immune inflammatoire progressive chronique impliquant la membrane synoviale. Cette condition provoque une hypertrophie et une hyperplasie des cellules synoviales et fibrineuses et des épanchements inflammatoires dans l'articulation. En cas d'avancement de la maladie, il y aura érosion du cartilage articulaire et croissance du tissu de granulation, ce qui séparera les os et modifiera la forme de l'articulation. La polyarthrite rhumatoïde affecte généralement les petites articulations des mains et des pieds.

Arthroplastie : elle indique une réparation chirurgicale ou un remplacement des articulations. Les progrès récents dans la réparation des tissus mous impliquent l'utilisation de ligaments artificiels fabriqués à partir de fibres de carbone recouvertes de plastique.

5.2.2 Classification des os synoviaux

En fonction de la capacité de bouger et de se former, les articulations synoviales peuvent être divisées en six catégories :

- *Articulations planes*
  Ce groupe renferme la diarthrose caractérisée par une surface articulaire plutôt plate qui vous permet de faire des mouvements de glissement dans différentes directions.
  Les exemples sont les articulations inter carpiennes, inter tarsiennes ou acromio-claviculaires.

- *Articulations trochléennes (ginglyme)*
  Cette catégorie comprend les surfaces articulaires caractérisées par une forme cylindrique dans laquelle le mouvement a lieu dans une surface articulaire creuse.
  Les articulations trochléennes permettent des mouvements d'extension ou de flexion sur un plan.
  Les exemples sont les articulations du coude, de la cheville ou de l'interphalangienne.

- *Articulations trochoïde*
  Les articulations des broches comprennent toutes les surfaces articulaires où une épingle osseuse centrale est insérée dans une surface articulaire concave. Ce type d'articulation permet un mouvement de rotation.
  Les exemples sont les articulations radio-cubitales proximales et distales.

- *Articulations ellipsoïdales*
  Ce groupe d'articulations comprend toutes les diarthroses dans lesquelles une surface articulaire de forme ovale est insérée dans une surface articulaire creuse où le mouvement a lieu. Ce type d'articulations permet des mouvements tels que l'extension, la flexion, l'abduction et l'adduction.
  Les exemples sont les articulations radiocarpiennes et métacarpo-phalangiennes.

- *Articulations en selle*
  Une telle diarthrose comprend toutes les articulations dans lesquelles les surfaces articulaires impliquées sont à la fois caractérisées par une forme concave au centre et deux formes convexes dans la partie latérale. Les articulations en selle permettent des mouvements tels que l'extension, la flexion, l'abduction et l'adduction, mais avec une

plus grande amplitude de mouvement que les articulations ellipsoïdales. Les exemples sont les articulations carpo-métacarpiennes du pouce et sterno-claviculaire.

- *Articulations sphéroïdes (énarthrose)*
  Les articulations sphéroïdes comprennent toutes les diarthroses dans lesquelles une surface articulaire sphérique est située dans une surface articulaire sphérique mais creuse. Ces diarthroses permettent de larges mouvements de flexion, d'extension, d'adduction, d'abduction et de rotation.
  Un exemple de ceci est les articulations gléno-humérales.

5.2.3 Stabilité des articulations synoviales

Les facteurs clés pour maintenir la stabilité dans une articulation sont énumérés ci-dessous par ordre d'importance.

- Les différents groupes musculaires qui agissent sur l'articulation représentent le facteur le plus important et indispensable pour le maintien correct de la stabilité articulaire. Sans la présence de muscles, le genou ou l'épaule serait instable et la voûte plantaire s'effondrerait.

- Ligaments Les ligaments jouent un rôle fondamental dans la prévention des mouvements excessifs et dangereux pour la stabilité des articulations, ainsi que dans la prévention des stress accidentels soudains. Cependant, il convient de noter que les ligaments n'offrent aucun soutien contre l'effort continu car, une fois étirés, ils ont tendance à maintenir la position atteinte. À cet égard, les ligaments élastiques, tels que les ligaments dans les articulations des osselets auditifs, sont supérieurs aux ligaments fibreux les plus courants de couleur blanche.

- Le système squelettique est un autre élément essentiel au maintien de la stabilité dans des articulations plus fermes telles que la hanche et la cheville. Contrairement à la plupart des articulations telles que l'épaule, le genou, le sacro-iliaque, etc., leur rôle est négligeable.

5.2.4 Circulation sanguine dans les articulations synoviales

Les articulations sont nourries par le réseau périarticulaire d'artères qui atteint la proximité des articulations. Les vaisseaux sanguins de cette région nourrissent la capsule, la membrane synoviale et l'épiphyse.
Le cartilage articulaire, tout en représentant un tissu vivant, ne présente aucune vascularisation en son sein.
La capsule fibreuse et les ligaments ont un mauvais apport sanguin. Au contraire, la membrane synoviale est abondamment alimentée en sang grâce au riche plexus vasculaire qui l'atteint.

5.2.5 Terminaisons nerveuses dans les articulations synoviales

La capsule et les ligaments sont caractérisés par un riche apport nerveux qui les rend extrêmement sensibles à la douleur. En revanche, la membrane synoviale a un mauvais approvisionnement nerveux et est donc relativement insensible à la douleur. Le cartilage articulaire, ne présentant aucune terminaison nerveuse, est totalement engourdi.
Les nerfs articulaires contiennent des fibres sensorielles et autonomes. Certaines des fibres sensorielles sont de nature proprioceptive, c'est-à-dire qu'elles sont sensibles à la

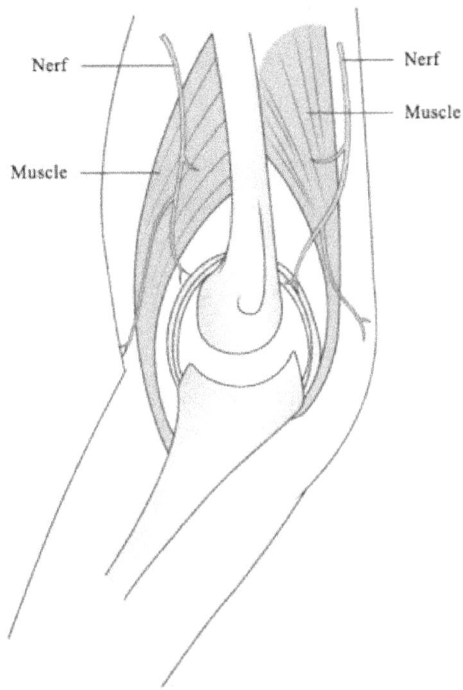

position et au mouvement. Leur tâche principale est de contrôler les réflexes liés à la posture et à la locomotion. Les articulations synoviales ont également d'autres fibres sensorielles sensibles à la douleur.

Les fibres autonomes sont vasomotrices ou vaso-sensorielles. Cela aide à expliquer pourquoi les douleurs articulaires sont souvent répandues et peuvent être associées à des nausées, des vomissements, un rythme cardiaque lent et une chute de la pression artérielle.

La douleur générée dans cette région provoque une contraction réflexe des muscles, qui maintiennent l'articulation dans une position qui peut causer le moins d'inconfort possible.

Les principes de la distribution nerveuse dans les articulations ont été décrits pour la première fois par Hilton (1891). La loi de Hilton affirme qu'un nerf articulaire a la capacité d'innerver, en plus de l'articulation elle-même, également les muscles connectés à cette articulation et la peau qui recouvre l'insertion articulaire des muscles.

Approfondissement clinique

Si l'articulation est excessivement tendue ou affectée par une maladie ou une blessure, l'irritation des nerfs alimentant l'articulation provoque la contraction des muscles agissant sur l'articulation. Dans ce processus, l'articulation sera dans une position de confort maximal pour protéger l'articulation elle-même. La douleur articulaire se réfère généralement à la peau au-dessus de l'articulation.

Informations clés

L'articulation la plus grande et la plus complexe du corps humain	Articulation du genou
Type d'articulation le plus commun dans le corps humain	Diarthrose
Tout le cartilage articulaire des articulations synoviales est constitué de cartilage hyalin, sauf :	Articulation temporo-dibulaire, sterno-acromio-claviculaire constituée de fibrocartilage
Joint à mobilité accrue	Articulation de l'épaule
L'articulation est plus sujette à la luxation	Articulation de l'épaule
Joint plus sujet à la distorsion	Articulation de la cheville
Articulation plus sujette à l'arthrose	Articulation du genou
Articulation plus sujette à la luxation congénitale	Articulation
Affection clinique la plus fréquente dans les articulations	Arthrose
Facteurs les plus importants pour la stabilité articulaire	Prochains muscles

Chapitre 6
Colonne vertébrale

Introduction

La colonne vertébrale est constituée de vertèbres et de disques intervertébraux. Les vertèbres contribuent aux trois quarts de la longueur totale de la colonne, tandis que les disques intervertébraux contribuent au quart. La longueur de la colonne vertébrale correspond à environ deux cinquièmes de la hauteur totale du corps.
La colonne vertébrale a le double objectif de protéger la moelle épinière et de soutenir le tronc et de transmettre le poids corporel au bassin et aux membres inférieurs. La flexibilité et la mobilité sont dues à sa structure unique, composée d'une série de segments individuels et mobiles, placés les uns au-dessus des autres et séparés par des coussinets de tissus mous : les disques intervertébraux.
Les blessures à la colonne vertébrale dues aux accidents de la route et ses changements dégénératifs dus aux habitudes sédentaires affectent de plus en plus d'individus, donc une connaissance détaillée de la colonne vertébrale est essentielle pour tous les professionnels de la santé.

Les fonctions de la colonne vertébrale peuvent être résumées comme suit :

- Formation de l'axe du tronc ;
- Soutien du tronc et transmission du poids corporel au bassin et aux membres inférieurs ;
- Amortisseur à travers les disques intervertébraux, qui agissent dans ce sens pendant la course et le saut ;
- Support du crâne ;
- Protection de la moelle épinière et du passage des nerfs spinaux.
- Surface pour l'attaque musculaire ;
- Surface de fixation pour côtes, épaules et ceintures pelviennes.

6.1 Vertèbres

La colonne vertébrale se compose de 33 vertèbres : 7 cervicales, 12 thoraciques, 5 lombaires, 5 sacrées et 4 coccygiennes. Les 24 vertèbres pré sacrées mobiles comprennent 7 vertèbres cervicales, 12 thoraciques et 5 lombaires.
Chez les adultes, les 5 vertèbres sacrées immédiatement en dessous de la lombaire sont fusionnées et forment le sacrum. Les 4 vertèbres inférieures du coccyx, avec l'âge avancé d'un sujet, fusionnent pour former le coccyx. Il s'ensuit que le nombre de vertèbres mobiles séparées dans la colonne vertébrale est réduit à 24.

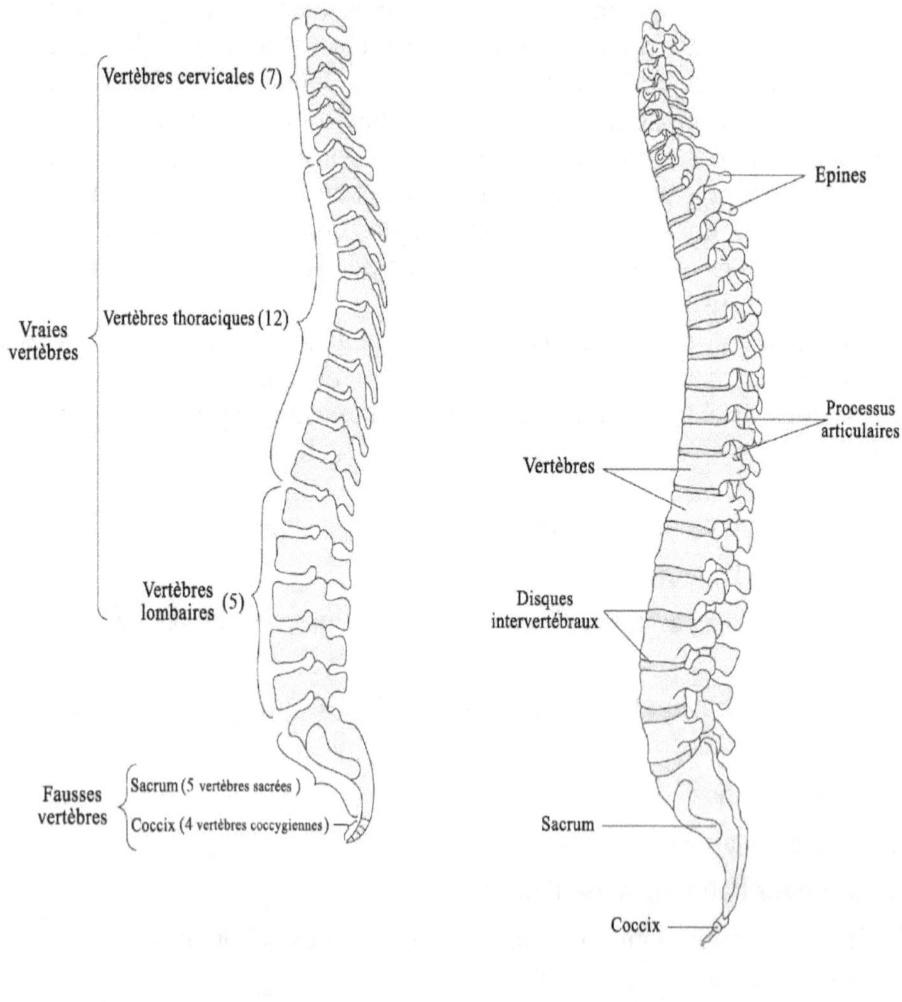

Vertèbres vraies et fausses

Les vertèbres présentes dans les régions cervicale, thoracique et lombaire sont séparées et mobiles ; Pour cette raison, ils sont appelés vraies vertèbres. Dans les régions sacrées et coccygiennes, les vertèbres sont fusionnées et sont donc appelées fausses vertèbres.

Les vertèbres de chaque région ont non seulement des caractéristiques typiques de cette région, mais chaque vertèbre a également ses propres particularités distinctives. Cependant, comme chaque vertèbre est construite sur le même plan général, elles partagent de nombreuses caractéristiques similaires. Les particularités d'une vertèbre sont plus facilement observées dans la région médio-thoracique.

6.1.1 Caractéristiques d'une vertèbre

La description suivante analyse la vertèbre thoracique typique présente dans la région thoracique moyenne. Plus précisément, chaque vertèbre est composée des parties suivantes

- Corps, c'est-à-dire la partie porteuse ;
- Arc vertébral, qui protège la moelle épinière ;
- Processus épineux, dont la tâche est d'offrir un effet de levier ;
- Les processus transversaux à droite et à gauche, qui agissent comme des leviers ;
- Processus articulaires (deux supérieurs et deux inférieurs), pour limiter les mouvements.

6.1.1.1 Corps

Le corps vertébrale est situé antérieurement ; Il offre de la force et des soutiens pour supporter le poids corporel. Il se compose principalement d'os spongieux recouvert d'une coquille externe d'os compact. L'os spongieux contient la moelle osseuse rouge. Le corps vertébral est séparé des corps des vertèbres voisines par un disque intervertébral.

La taille du corps varie en fonction de la région dans laquelle il se trouve : il est plus petit dans la région cervicale, tandis qu'il devient plus grand et plus long vers la région lombaire.

Dans la région cervicale, les surfaces supérieures du corps vertébral prennent la forme d'une selle et présentent latéralement les processus crochus. Entre les vertèbres C3 et C7,

les processus crochus de la vertèbre inférieure s'articulent avec le bord latéral émoussé du haut du corps, formant les articulations neuro-centrales ou de Luschka.
Ces articulations sont de nature synoviale et sont généralement impliquées dans la spondylose cervicale (arthrose de la colonne vertébrale).

6.1.1.2 Arc vertébral

Il est situé à l'arrière. Chaque arc vertébral avec la surface postérieure du corps renferme le foramen vertébral. La série d'arcs, avec les corps vertébraux, forment le canal vertébral. Chez les adultes, les deux tiers supérieurs du canal vertébral supérieur sont occupés par la moelle épinière.
Chaque moitié de l'arc vertébral est divisée en deux parties : un pédoncule et une lame.
Les deux lames se rencontrent postérieurement dans la ligne médiane pour former l'apophyse épineuse. Chaque lame est attachée au corps par une barre osseuse arrondie appelée pédoncule. Les ligaments jaunes (*ligamenta flava*) relient les lames des vertèbres adjacentes.
Le pédoncule est dentelé au-dessus et au-dessous et forme respectivement les encoches vertébrales inférieure et supérieure.

6.1.1.3 Apophyses épineuses

Ils se projettent postérieurement à partir du point d'union de la lame droite et de la lame gauche. Les apophyses épineuses sont interconnectées par le ligament nucal, les ligaments supraspinaux et interépineux.

6.1.1.4 Processus transversaux

Les processus transversaux dépassent latéralement de chaque côté de la jonction d'un pédoncule et d'une lame.
Le mouvement d'un corps vertébral par rapport à un autre est en partie influencé par l'action des muscles sur les apophyses transversales et épineuses, qui agissent comme des leviers.
Dans la région cervicale, les processus transversaux possèdent un foramen appelé foramen transverse. Dans la région thoracique, les processus transversaux agissent comme des points de connexion pour les côtes, ce qui les rend plus durables et plus solides.

6.1.1.5 Processus conjoints

L'arc neural a quatre processus articulaires : deux supérieurs et deux inférieurs. Les processus supérieurs dépassent légèrement plus des pédoncules et s'articulent avec les processus articulaires inférieurs de la vertèbre sus-jacente. Les processus articulaires inférieurs proviennent des lames et s'articulent avec les processus articulaires supérieurs de la vertèbre sous-jacente.
La direction des surfaces articulaires diffère dans la région cervicale, thoracique et lombaire : les surfaces sont orientées vers le haut et vers l'arrière dans la région cervicale, vers le dos et latéralement dans la région thoracique, et vers l'arrière et médialement dans la région lombaire. Les surfaces articulaires des processus articulaires inférieurs sont dirigées de manière opposée à celles des processus articulaires supérieurs.

6.1.1.6 Articulations zygapophysaires

Les articulations entre les processus articulaires supérieur et inférieur des vertèbres adjacentes sont appelées articulations zygapophysaires. Ce sont des articulations synoviales constituées d'une mince capsule articulaire attachée aux marges articulaires dans lesquelles la cavité articulaire est enfermée.
Dans la région cervicale, les articulations zygapophysaires s'inclinent de manière inférieure de l'avant vers l'arrière, ce mouvement vous permet de regarder de côté et de haut. La direction de ces articulations diffère dans les régions cervicales, thoracique et lombaire. Dans la région thoracique, les articulations zygapophysaires sont orientées verticalement. Cela limite la flexion et l'extension mais facilite la rotation.
Dans la région lombaire, les surfaces articulaires des articulations zygapophysaires sont courbées et les processus articulaires adjacents restent bloqués. Cela limite l'éventail des mouvements dans la région, bien que la flexion et l'extension restent les principaux mouvements.
Dans les trois régions (cervicale, thoracique et lombaire), les articulations zygapophysaires empêchent les vertèbres de glisser vers l'avant mais permettent la flexion et l'extension de la colonne vertébrale.

6.1.1.7 Foramen intervertébral

Les deux encoches vertébrales forment ensemble le foramen intervertébral, qui peut être observé en analysant latéralement les deux vertèbres adjacentes.

Le foramen intervertébral est enfermé dans deux pédoncules, un disque intervertébral et deux processus articulaires qui forment l'articulation facette et une capsule.
Sur toute la longueur de la colonne vertébrale, les foramens intervertébraux permettent le passage vers les nerfs spinaux. Chaque nerf spinal est attaché à la moelle épinière par une racine postérieure et une racine antérieure. Le lien entre le nerf spinal et le disque intervertébral est très important car il est comprimé dans le prolapsus du disque dans lequel il produit des signes et symptômes neurologiques.

6.1.2 Caractéristiques des vertèbres de différentes régions

6.1.2.1 Vertèbres cervicales

Les processus transversaux des vertèbres cervicales ont un trou appelé foramen transversal qui permet le passage de l'artère vertébrale (à l'exception de CV7) afin qu'elle puisse atteindre le cerveau. Le foramen transversal est la caractéristique cardinale des vertèbres cervicales.
La première vertèbre cervicale consiste simplement en un os en forme d'anneau avec deux courts processus transversaux. Il est bon de rappeler que la première vertèbre cervicale n'est équipée ni d'un corps ni d'une colonne. Dans la partie antérieure de la grande vertèbre, le foramen est occupé par les dents ou le processus odontoïde, des protubérances caractérisées par la forme semblable à une dent faisant saillie du corps de l'axe.
Le processus odontoïde de l'axe est maintenu en place par le ligament transversal de l'atlas. La partie postérieure du foramen vertébral est occupée par la moelle épinière.
Les deux facettes supérieures articulaires situées dans la face supérieure de l'atlas forment les articulations avec les condyles des os occipitales (articulations atlanto-occipitales). Les hochements de tête ont lieu dans ces articulations.

6.1.2.2 Vertèbres thoraciques

Les corps et les processus transversaux des vertèbres thoraciques sont équipés d'articulations facettaires pour permettre l'articulation entre les côtes. Les facettes articulaires situées sur les côtés du corps constituent le tractus cardinal des vertèbres thoraciques.

6.1.2.3 Vertèbres lombaires

Les vertèbres lombaires sont caractérisées par de grands corps alaires dont la forme ressemble à celle d'un rein. Les processus épineux sont étendus et prennent la forme d'une hache. La particularité des vertèbres lombaires est donnée par la présence de processus mammaires accessoires ; Cependant, ils ne sont affichés qu'après un examen minutieux.

6.1.2.4 Sacrum

Le sacrum est un os triangulaire en forme de coin résultant de la fusion de cinq vertèbres sacrées rudimentaires. La partie supérieure du corps de la première vertèbre sacrée s'articule avec le corps de la cinquième vertèbre lombaire.
De chaque côté, la partie supérieure du sacrum s'articule avec l'iléon pour former l'articulation sacro-iliaque. L'extrémité inférieure du sacrum s'articule avec la base du coccyx. La cavité à l'intérieur du sacrum (canal sacré) contient les racines des nerfs sacré et coccygien.

6.1.2.5 Coccyx

Le coccyx est un petit os triangulaire formé par la fusion de quatre vertèbres rudimentaires terminales. La large base du coccyx s'articule avec l'extrémité du sacrum. Le coccyx représente la queue chez l'homme.

6.2 Disques intervertébraux

6.2.1 Structure des disques intervertébraux

Les corps des vertèbres adjacentes sont reliés par des disques intervertébraux. Le disque se compose de deux parties : un bord externe du fibrocartilage appelé anneau fibreux et un noyau central de matière gélatineuse molle appelé noyau pulpeux et qui représente un vestige de notochorde embryonnaire. Son rôle est d'agir comme un coussin pour amortir les chocs d'impact.
Bien que le noyau pulpeux soit central dans les régions cervicale et thoracique, dans la région lombaire, il est situé dans une position légèrement postérieure.

Chez les enfants, le nucleus pulposus a une teneur élevée en eau, une petite quantité de collagène et quelques cellules cartilagineuses. Chez les nouveau-nés, la teneur en eau est de près de 90%, mais avec l'âge, elle diminue tellement que chez les personnes âgées, elle est inférieure à 70%.
Lorsque la colonne vertébrale est exposée à une charge lourde, le noyau pulpeux agit comme un amortisseur. Le caractère semi-fluide du noyau pulpeux lui permet de s'adapter rapidement aux changements de forme lorsqu'une vertèbre se balance sur l'autre lors des mouvements de la colonne vertébrale.
L'anneau fibreux est constitué de nombreuses couches concentriques de fibres de collagène, un tel arrangement limite la rotation entre les vertèbres. L'anneau est légèrement plus mince postérieurement qu'il ne l'est antérieurement et est sujet à la rupture, en particulier dans la région lombaire. Dans la région lombaire, en effet, les disques deviennent plus épais antérieurement surtout entre L4 et L5 et entre L5 et S1.
Les changements dégénératifs de l'anneau fibreux peuvent entraîner une hernie du nucleus pulposus, appelée à tort hernie discale.
Avec la plaque de cartilage hyalin qui recouvre les corps vertébraux, le disque intervertébral forme une articulation cartilagineuse secondaire appelée symphyse. Les disques intervertébraux sont maintenus en place par les ligaments longitudinaux antérieur et postérieur de la colonne vertébrale.
Le ligament longitudinal antérieur s'étend sur toute la longueur de la colonne vertébrale et est situé devant les corps vertébraux. Le ligament longitudinal postérieur s'étend également sur toute la longueur de la colonne vertébrale, mais est situé à l'intérieur du canal vertébral, en contact étroit avec les corps vertébraux.
Le ligament longitudinal antérieur apparaît comme une grande bande résistante dans les zones où le ligament longitudinal postérieur est plus faible et plus étroit.

6.2.2 Prolapsus des disques intervertébraux

Le prolapsus du disque intervertébral est observé principalement dans la région cervicale et lombaire.

- *Prolapsus discal cervical :* Le prolapsus discal dans la région cervicale est moins fréquent que dans la région lombaire.
  En général, le disque entre C5/C6 ou C6/C7 est le plus sensible.

- *Prolapsus discale lombaire :* Le prolapsus discal est plus fréquent dans la région lombaire. Les disques entre L4/L5 et L5/S1 sont les plus sensibles. Le symptôme le plus courant est le mal de dos (lombalgie).

Les caractéristiques importantes pour la détection du prolapsus du disque intervertébral sont présentées dans le tableau ci-dessous.
Il convient de noter que le disque entre L5 et S1 est le plus sujet à la hernie, comprimant la racine nerveuse S1. La hernie discale peut être bien localisée par une IRM.
Des situations peuvent survenir dans lesquelles la plaque de cartilage hyalin recouvrant le corps vertébral est endommagée, provoquant la fracture du corps qu'elle protège. Cette situation conduit à une hernie du noyau pulpeux dans l'éponge du corps lui-même, formant un nodule appelé nodule de Schmorl. Il peut être détecté par radiographie.

Approfondissement clinique
Hernie discale : La saillie du noyau pulpeux dans la fibrose en anneau est appelée hernie discale. Le prolapsus se produit généralement postéro latéralement, mais il y a des cas où il se produit postérieurement. Le prolapsus postérieur appuie directement sur la moelle épinière, tandis que la saillie postérolatérale appuie sur les racines des nerfs spinaux et leur paroi sensible, provoquant des douleurs dans la zone de distribution nerveuse.

Hernie discale	Entre C4/C5	Entre C5/C6	Entre L4/L5	Entre L5/S1
Racine nerveuse comprimée	C5	C6	L5	S1
Zone de douleur ou de perte sensorielle	Épaule et aspect latéral du bras	Aspect latéral de l'avant-bras et de la main	Aspect latéral de la cuisse, de la jambe et de l'arrière du pied	Aspect postérieur du mollet et bord latéral du pied
Muscles impliqués	Deltoïde, biceps	Extenseur carpien long, brachioradial	Tibia antérieur, prolongateur long gros orteil, prolongateur long numérique	Soleus, gastrocnémien
Mouvement s impliqués	Adduction du bras, flexion de l'avant-bras	Extension de poignet	Dorsoflexion de la cheville	Flexion plantaire de la cheville
Réflexions impliquées	Contraction du biceps	Contraction du supinateur	Personnes	Contraction de la cheville

6.3 Courbure de la colonne vertébrale

Vue de côté, la colonne vertébrale d'un individu adulte présente quatre courbures :

- Courbure cervicale
- Courbure thoracique
- Courbure lombaire
- Courbure sacrée

Les courbures thoraciques et sacrées sont appelées courbures primaires car elles sont dans la même direction que la courbure de la colonne vertébrale fœtale. Les courbures cervicales et lombaires sont appelées courbures secondaires parce qu'elles se développent après la naissance. Les courbures secondaires sont concaves postérieurement et compensent et contrecarrent donc les courbures primaires.

6.3.1 Développement de la courbure

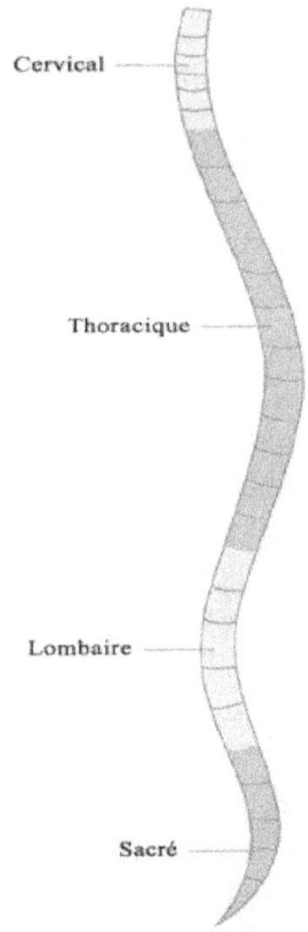

Au cours de la vie prénatale, la colonne vertébrale est uniformément courbée, avec une concavité ventrale. En conséquence, la tête et le cou sont assez proches l'un de l'autre. Cette position représente la courbure dite primaire ou courbure fœtale.

Les courbures secondaires apparaissent après la naissance comme suit :

- Courbure cervicale : elle se manifeste par une convexité orientée vers l'avant et se développe lorsque l'enfant apprend à garder la tête droite en dirigeant ses axes visuels vers l'avant. Un tel développement se produit environ à l'âge de 3 mois.

- Courbure lombaire : se manifeste par une convexité orientée vers l'avant lorsque l'enfant acquiert la capacité de se tenir debout et de marcher debout. Cela se produit vers l'âge de 18 mois.

Dans les régions thoracique et sacrée, les concavités ventrales persistent comme dans la vie prénatale (courbures primaires).

6.3.2 Anomalies des courbures vertébrales

Les anomalies des courbures vertébrales peuvent être classées comme suit :

- Cyphose La cyphose se manifeste par une exagération de la convexité postérieure de la courbure thoracique. Il peut survenir chez les personnes âgées en raison de l'ostéoporose ou de la dégénérescence du disque vertébral.

- Lordose La lordose se présente comme une exagération de la convexité antérieure de la courbe lombaire. Il peut survenir à la suite d'une grossesse ou d'un gonflement du ventre.

- Scoliose La scoliose est une courbure latérale anormale de la colonne vertébrale, orientée vers la droite ou la gauche. Elle est plus fréquente dans la région thoracique et peut être causée par la poliomyélite, un dysfonctionnement de la jambe courte ou de la hanche.

Approfondissement clinique

Diminution de la taille d'un individu : la taille d'un individu, en particulier ceux engagés dans le levage de charges, peut être plus basse le soir que le matin. En effet, avec la fatigue, les courbes de la colonne vertébrale ont tendance à augmenter et la turgescence du noyau pulpeux des disques intervertébraux à diminuer. De plus, la hauteur des arches des pieds est réduite. Avec le repos nocturne, la personne peut retrouver sa taille normale le matin. La taille d'un individu âgé diminue en raison de l'aplatissement des disques intervertébraux à la suite du séchage et de la déshydratation du nucleus pulposus.

Maux de dos et douleurs aux jambes chez les femmes : chez les femmes qui portent des chaussures à talons hauts, la posture devient non naturelle. En fait, il y a une inclinaison vers l'avant du corps, les genoux se plient excessivement et la colonne vertébrale est poussée vers l'avant par rapport à la courbure lombaire pour maintenir l'équilibre. Le résultat est un déplacement dans la ligne du centre de gravité du corps, ce qui met à rude épreuve les muscles et les ligaments du dos et des jambes pour tenter de maintenir une posture droite. Cette condition provoque des douleurs dans le dos et les jambes.

Coup de fouet cervical : les mouvements de flexion et d'extension de la colonne cervicale diminuent de la moitié supérieure à la moitié inférieure de la région cervicale. En conséquence, la moitié inférieure est comparée au manche du fouet et la moitié supérieure au fouet. Les changements soudains de quantité de mouvement produisent ce qu'on appelle le coup du lapin, qui se produit approximativement dans la région cervicale moyenne. Les blessures à la nuque cervicale surviennent généralement à la suite d'un choc arrière lorsqu'un véhicule légèrement en mouvement heurte un autre véhicule qui précède. Les blessures à la nuque cervicale sont une cause fréquente de douleurs cervicales persistantes.

Informations clés

Nombre total de vertèbres dans la colonne vertébrale	33
Nombre total de vraies vertèbres dans la colonne vertébrale	24
Vertèbre plus large	L5
Disque intervertébral plus épais	Disque entre les vertèbres L5/S1
Zone où le prolapsus discal est le plus fréquent	Disque intervertébral entre L5/S1
Disque de la région cervicale la plus sujette à la hernie	Disque entre vertèbres C5/C6
Zone où l'AVC cervical se produit le plus souvent	Région mi-cervicale
Anomalie congénitale la plus fréquente de la colonne vertébrale	Spina bifida
Région de la colonne vertébrale où la luxation est la plus fréquente	Région dorsolombaire entre les vertèbres T12 et L1
Région de la colonne vertébrale où la compression des vertèbres est plus fréquente	Région lombaire
Région de la colonne vertébrale où la tuberculose est la plus fréquente	Région cervicale

Nodule de Schmorl	Extrusion (hernie) du noyau pulpeux à l'intérieur du corps vertébral

Chapitre 7
Le système musculaire

Introduction

Les muscles sont un tissu contractile du corps, dérivé de la couche mésodermique des cellules germinales embryonnaires. Ils forment la chair rouge du corps et représentent environ 40% du poids corporel.
Le tissu musculaire est composé de cellules différenciées contenant des protéines contractiles. La biologie structurale de ces protéines génère les forces nécessaires à la contraction cellulaire. Il s'ensuit que les muscles sont responsables des mouvements à l'intérieur de certains organes et du corps.

7.1 Classification des muscles

Selon les caractéristiques morphologiques et fonctionnelles, les muscles sont classés en trois groupes :

- Muscles squelettiques (volontaires)
- Muscles lisses (involontaires)
- Muscles cardiaques (involontaires)

Les muscles squelettiques sont attachés au squelette, les muscles lisses forment les parois des intestins et les muscles cardiaques forment la paroi du cœur (myocarde). Les principales différences entre les trois catégories sont résumées dans le tableau ci-dessous.
En plus des muscles squelettiques, cardiaques et lisses, le corps est équipé de cellules contractiles qui fonctionnent comme des unités unicellulaires, à savoir:

- Cellules myoépithéliales

- Myofibroblastes

Les cellules myoépithéliales sont des cellules épithéliales fusiformes contenant des protéines contractiles sous forme de filaments d'actine. Ils sont présents à la base des baies sécrétoires des glandes (par exemple les glandes salivaires, lacrymales, mammaires et sudoripares) entre la membrane basale et la surface périphérique des cellules épithéliales des baies. La contraction des cellules myoépithéliales favorise la sécrétion.
Les myofibroblastes sont impliqués dans la cicatrisation des plaies.

Muscles squelettiques	Muscles lisses	Muscles cardiaques
Présent dans les membres, les parois du corps, la langue, le pharynx et la partie initiale de l'œsophage	Présent dans l'œsophage, le tractus urogénital, la vessie, les vaisseaux sanguins, l'iris oculaire, le muscle érecteur de cheveux	Présent dans les parois musculaires
Forme longue et cylindrique	Forme effilée	Forme courte et cylindrique
Fibres non ramifiées	Fibres non ramifiées	Fibres ramifiées
Cœur unique	Pas de noyau	Pas de noyau
Délimité par sarcolemme	Délimité par plasmalemme	Délimité par plasmalemme
Présence de traînées claires et sombres	Pas de traînées claires et sombres	Présenter des traînées claires et sombres
Pas de disques	Pas de disques	Présence du disque intercalé caractéristique
Terminaisons nerveuses reliées au système nerveux crânien	Terminaisons nerveuses connectées au système nerveux autonome	Terminaisons nerveuses connectées au système nerveux autonome
Approvisionnement en sang abondant	Mauvaise irrigation sanguine	Approvisionnement en sang abondant
Contraction rapide	Contraction lente	Contraction rapide

Muscles squelettiques	Muscles lisses	Muscles cardiaques
Facile à pneu	Pas de fatigue	Pas de fatigue
Volontaire	Involontaire	Involontaire

7.2 Propriétés de base des muscles

Bien que la structure et les fonctions des muscles squelettiques, lisses et cardiaques soient différentes les unes des autres, tous les muscles partagent les propriétés fondamentales suivantes :

- Irritabilité, c'est-à-dire sensibilité aux stimulus ;
- Contractilité, lorsqu'il est stimulé, le muscle se contracte longitudinalement conduisant à son raccourcissement ;
- Extensibilité, une fois le stimulus retiré, les fibres musculaires reviennent à leur longueur d'origine ;
- Élasticité, le muscle prend la forme désirée indépendamment de l'étirement.

La structure et les fonctions du muscle lisse sont mieux comprises lors de l'étude des organes involontaires du corps, tandis que celles du muscle cardiaque lors de l'étude du cœur. Les notions de ce chapitre se limitent uniquement aux muscles squelettiques car elles représentent les plus pertinentes sur le plan clinique.

7.3 Muscles squelettiques

7.3.1 Fonctions des muscles squelettiques

Les muscles squelettiques sont également appelés muscles striés, muscles volontaires ou muscles somatiques.

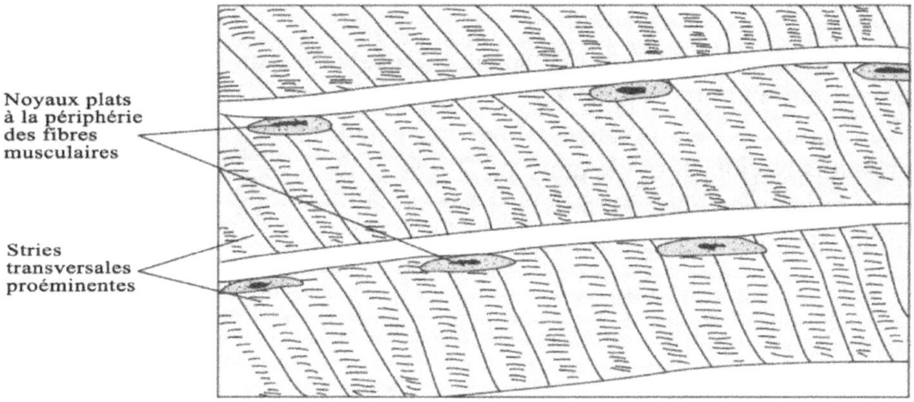

Muscles squelettiques

Leurs principales fonctions peuvent être résumées comme suit :

- Mouvement Le mouvement représente la fonction la plus évidente et la plus visible des muscles squelettiques qui, par leur contraction, permettent tous les mouvements du corps humain.
- Production de chaleur
  Le métabolisme dans les cellules musculaires libère de la chaleur en tant que produit final. La production de chaleur augmente énormément lors d'une activité physique intense.
- Soutien du corps et de la posture
  Les muscles squelettiques maintiennent la posture du corps en fournissant un soutien à proximité des articulations flexibles. Les muscles travaillent en tout temps, même dans des positions qui semblent statiques comme s'asseoir ou garder la tête droite.

7.3.2 Structure microscopique du muscle squelettique

Les muscles squelettiques sont constitués de fibres musculaires de soutien et de tissus conjonctifs.

7.3.2.1 Tissus de support

Les tissus de soutien sont fondamentaux dans le soutien organisationnel du muscle. L'endomysium entoure chaque fibre musculaire, tandis que le périmysium recouvre les faisceaux (fascicules ou myonèmes) de fibres musculaires de différentes tailles. Enfin, l'épimysium enveloppe tout le muscle.
Au point de jonction entre le muscle et le tendon, les fibres des tissus de soutien ne font plus qu'un avec les fibres du tendon.

7.3.2.2 Fibres musculaires

Chaque muscle est composé de nombreuses fibres musculaires. Chaque fibre musculaire représente une cellule cylindrique multi nucléaire avec des stries croisées (myocyte) entre 1 et 300 millimètres de longueur.
Le myocyte est constitué de sarcolemme, une membrane cellulaire dans laquelle le sarcoplasme (cytoplasme) est contenu.
Dans le sarcoplasme, il y a des centaines de noyaux disposés à la périphérie de la fibre et de nombreux filaments longitudinaux contractiles appelés myofibrilles.
Chaque myofibrille est caractérisée par des bandes claires et sombres qui alternent les unes avec les autres. Les bandes sombres sont appelées bandes A ou anisotropes, tandis que les bandes claires sont appelées bandes I ou isotropes. Les bandes de myofibrilles adjacentes sont alignées transversalement, de sorte que la fibre musculaire semble striée. Au centre de la bande sombre se trouve une bande claire, appelée bande H, avec une bande sombre, appelée bande M, au centre. Au centre de la bande I se trouve le disque Z, également appelé membrane de Krause. Le segment de myofibrille situé entre les deux disques Z est appelé sarcomère.

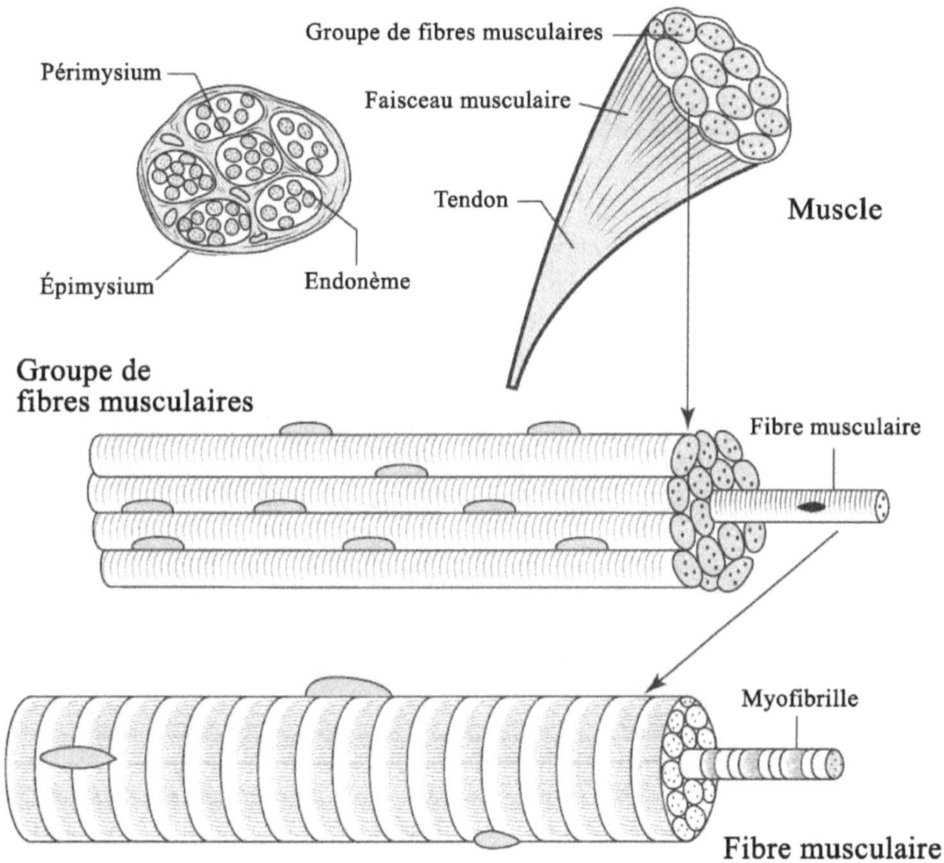

7.3.2.3 Protéines myofibrillaires

Les protéines myofibrillaires peuvent être classées en deux groupes :

- Les myofilaments épais sont constitués d'une protéine appelée myosine. La myosine représente 60% de la protéine myofibrillaire et est la protéine contractile la plus abondante ;
- Les myofilaments minces sont constitués de protéines appelées actine et tropomyosine.

7.3.2.4 Mécanisme de contraction musculaire

Le sarcomère représente l'unité de base de la contraction. Il se compose de deux types de myofilaments disposés parallèlement à l'axe long de la myofibrille :

- Filaments épais : ils sont composés de myosine protéique et occupent la bande A ;

- Filaments minces : ils sont composés principalement de protéine actine et aussi de tropomyosine et de troponine. Une extrémité de chacun de ces filaments, sur une certaine distance, s'étend parallèlement aux filaments épais dans la bande A et entre eux. L'autre extrémité du filament mince est fixée à la ligne Z dans la bande I.
  Pendant la contraction musculaire, les filaments minces d'actine circulent à travers les filaments épais de myosine vers le centre du sarcomère, rapprochant ainsi les lignes Z et conduisant à un raccourcissement de l'unité contractile.

Pendant la contraction, les filaments épais et minces individuels ne sont pas raccourcis. Le glissement des filaments se produit sous l'influence de l'énergie libérée par l'ATP et des ions Ca2+ libérés par le réticulum sarcoplasmique.

Approfondissement clinique
Rigidité cadavérique : la rigidité cadavérique représente le raidissement des muscles volontaires et involontaires du corps après la mort. Il commence 2 à 4 heures après le décès et se termine après 6 à 12 heures. Il disparaît progressivement en 2 à 4 jours. Dans les cas médico-légaux, il aide à déterminer l'heure du décès.
La rigidité cadavérique se produit en raison de l'épuisement de l'adénosine triphosphate (ATP) du muscle. Le mécanisme est le suivant :

- Le niveau inférieur d'ATP perturbe le transport des ions Ca2+ dans le réticulum sarcoplasmique ;
- La carence en ions Ca2+ du réticulum sarcoplasmique au sarcoplasme provoque la rupture du réticulum après la mort cellulaire ;
- Le niveau de calcium dans le sarcoplasme augmente, formant ainsi des ponts transversaux entre l'actine et la myosine.
- La myosine ne peut pas se séparer de l'actine en raison d'une carence en ATP et, par conséquent, le muscle ne peut pas se détendre et reste rigide jusqu'à la dégénérescence des tissus.

7.3.3 Classification des fibres musculaires squelettiques

Les fibres musculaires des muscles squelettiques sont principalement classées en deux types :

- Fibres rouges (type I) ;
- Fibres blanches (type II).

Les fibres rouges sont des fibres à contraction lente, leur taux de contraction est lent mais plus soutenu dans le temps. En effet, ils sont bien résistants à la fatigue et donc largement présents dans les muscles posturaux, dans les muscles longs du dos (muscles antigravitationnels).

Les fibres blanches sont des fibres à contraction rapide, leur vitesse de contraction est rapide mais moins prolongée dans le temps. Ces fibres sont facilement fatigables et donc plus présentes dans les muscles extra-oculaires du globe oculaire.

Enfin, il est important de souligner l'existence de fibres intermédiaires, un type de fibre qui représente une variante des fibres de type II. Fibres intermédiaires relativement résistantes à la fatigue, bien que leur degré de tolérance reste inférieur aux fibres de type I (fibres lentes).

Le tableau ci-dessous résume les principales caractéristiques des deux groupes de fibres.

Fonctionnalités	Fibres rouges	Fibres blanches
Taux de contraction	Lent	Rapide
Fatigue	Résistant à la fatigue	Faible résistance à la fatigue
Approvisionnement en sang	Abondant	Limité
Teneur en myoglobine	Élevé	Rare
Production d'ATP	Par glycolyse aérobie	Par glycolyse anaérobie
Teneur en glycogène	Élevé	Rare
Diamètre	Moins	Plus grand

7.3.4 Structure des faisceaux musculaires

La disposition des fibres musculaires varie en fonction de la direction, de la force et de l'amplitude de mouvement habituelle d'une articulation spécifique.
La force de mouvement est directement proportionnelle au nombre et à la taille des fibres dans le muscle, tandis que l'amplitude de mouvement est proportionnelle à la longueur des fibres.
Les muscles, selon la disposition de leurs faisceaux, peuvent être classés dans les groupes suivants :

- Muscles du faisceau parallèle
  Ce groupe est représenté par les muscles dans lesquels les fascicules sont disposés parallèlement à la ligne de traction du muscle.
  Ce sont des muscles capables de contractions larges, donc avec une large amplitude de mouvement, et une bonne résistance.
  Dans ces cas, le muscle peut être :
  - *Plats :* lorsque les faisceaux musculaires sont plats et aux extrémités, ils fusionnent avec les aponévroses. Un exemple est le diaphragme ;
  - *En forme de ruban :* lorsque les faisceaux musculaires sont disposés parallèlement les uns aux autres d'une extrémité à l'autre. Un exemple est le muscle sartorius;
  - *En éventail : lorsque* les faisceaux musculaires convergent vers un tendon à une extrémité mais divergent à l'extrémité opposée. Un exemple est le muscle temporal ;
  - *Fusiforme :* lorsque les faisceaux musculaires suivent un parcours parallèle les uns avec les autres et convergent dans un tendon à une ou deux extrémités. Un exemple est le biceps brachial.

- Muscles obliques
  Les muscles obliques comprennent les muscles dans lesquels les faisceaux suivent une direction oblique par rapport à la ligne de traction. Dans de tels cas, le muscle peut avoir une structure triangulaire ou pennée similaire à celle d'une plume.
  Cette architecture musculaire rend le muscle plus fort mais réduit l'amplitude des mouvements.
  Un faisceau musculaire oblique peut appartenir à l'une des classifications suivantes :

- *Unipenné :* lorsque les fibres musculaires convergent dans le même tendon central. Un exemple est le muscle court fibulaire ;
- *Semi-penné :* lorsque les fibres musculaires sont situées entre deux lames tendineuses. Un exemple est le muscle long fléchisseur du pouce ;
- *Bipenné :* lorsque les fibres musculaires ont une origine différente mais convergent dans le même tendon central. Un exemple est le muscle droit fémoral ;
- *Multipenné :* lorsque les fibres musculaires ont plusieurs tendons d'origine sur lesquels converger. Un exemple est le muscle deltoïde.

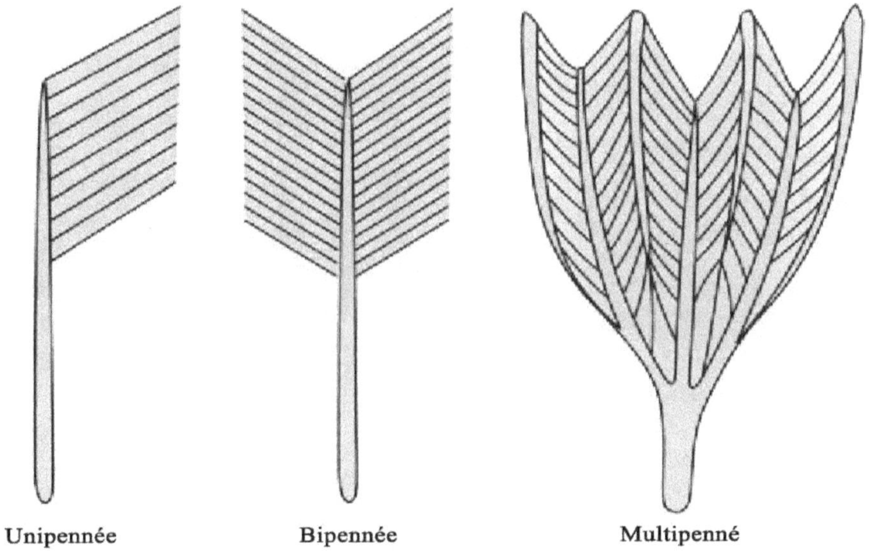

7.3.5 Caractéristiques macroscopiques des muscles squelettiques

En général, le muscle squelettique est caractérisé par une forme longue et effilée, s'étendant sur une articulation et s'attachant à un os aux deux extrémités par un tendon. Il se compose de deux extrémités et de deux parties centrales.

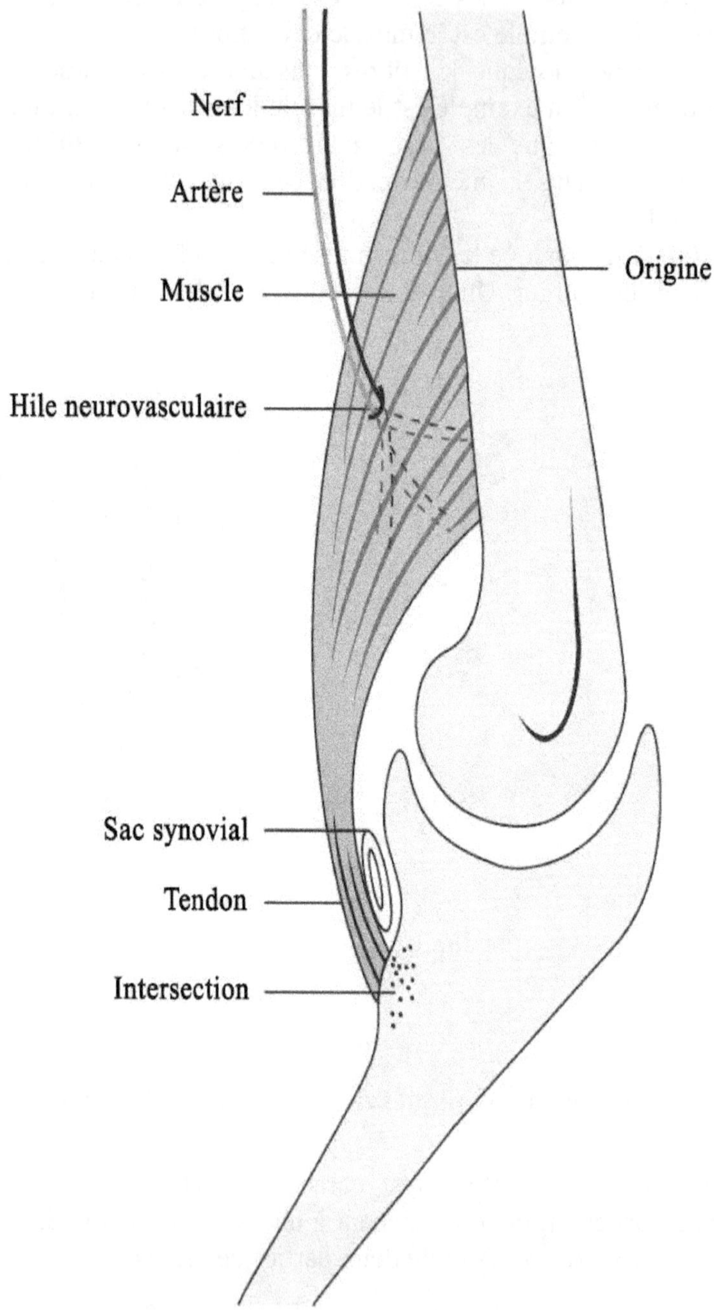
Nerf
Artère
Muscle
Hile neurovasculaire
Sac synovial
Tendon
Intersection
Origine

7.3.5.1 Extrémités

Lorsque le muscle se contracte, un os se déplace par rapport à l'autre au niveau de l'articulation. L'attachement le plus fixe ou stationnaire est défini comme l'origine du muscle, tandis que l'extrémité mobile est appelée l'insertion.
Cependant, la disposition peut être inversée dans le cas où la partie la plus mobile devient la moins amovible, cette situation est appelée action musculaire réversible.

7.3.5.2 Partie centrale

Les parties centrales d'un muscle sont représentées par une partie charnue épaissie appelée ventre musculaire et une partie fibreuse en forme d'accord appelée tendon.
Le ventre musculaire indique la partie contractile du muscle et est généralement attaché à l'os proximal à l'os qui doit être déplacé. C'est une zone particulièrement vascularisée, ainsi que le taux métabolique le plus élevé.
Le tendon traverse l'articulation et est attaché à l'os qui doit être déplacé. Lorsque le tendon a une forme plate, on parle d'aponévrose.
Au niveau de l'articulation myotendineuse, la structure du tissu conjonctif du ventre musculaire devient continue avec la structure du tissu conjonctif du tendon. Les fibres du ventre musculaire sont continues mais non continues par rapport aux fibres du tendon.

7.4 Tendons

Les principales caractéristiques des tendons peuvent être résumées comme suit :

- Le tendon a une structure en forme de cordon formée par un tissu conjonctif dense et régulier qui relie le ventre musculaire au périoste de l'os ;
- Sa fonction est de transférer la force de contraction du muscle à travers l'articulation et sur l'os qui doit être déplacé ;
- La forme aplatie du tendon est appelée aponévrose ;
- L'apport sanguin du tendon provient de deux sources : les vaisseaux du muscle lui-même et les vaisseaux périostés de l'os auquel il est attaché ;

- Dans plusieurs cas, les tendons sont sujets à des frottements, à cet égard, il existe une structure de lubrification : un sac synovial ou une gaine synoviale qui leur permet de se déplacer librement. La gaine synoviale se compose de deux couches : une couche viscérale qui recouvre le tendon et une couche pariétale. Les deux couches sont séparées par un mince film de liquide synovial.
- Les tendons sont essentiels pour résister à la pression car ils sont extrêmement forts. Un tendon dont la section transversale est de 6 cm est capable de supporter un poids de 4000 à 8000 kg.
- Les tendons sont fournis par des terminaisons nerveuses sensorielles ; les organes tendineux de Golgi sont ceux qui jouent un rôle important dans le réflexe tendineux.

Approfondissement clinique

Rupture du tendon : Lorsque le tendon d'un muscle est sectionné ou rompu, le muscle devient inefficace. Pour évaluer l'intégrité d'un tendon, il est nécessaire de connaître le site de son insertion et le mouvement qui produirait normalement la contraction de son muscle. Les tendons se rompent en raison d'un traumatisme direct, surtout lorsqu'ils sont affaiblis par le frottement sur un cal fracturé ou des ostéophytes, un nouvel os produit par l'arthrite.

Le tendon du biceps brachial, le tendon d'Achille et les tendons de la main sont les plus sujets à la rupture. Depuis que les tendons ont sont équipés d'un mauvais apport sanguin s'ils sont cassés, ils ne guérissent pas. La reconstruction chirurgicale est donc généralement nécessaire.

7.5 Mécanismes de lubrification musculaire

Dans toutes les situations où un tendon musculaire est soumis à des frottements, il existe une structure lubrifiante qui peut être constituée d'un sac synovial ou d'une gaine synoviale.

7.5.1 Sac synovial

Un sac synovial est formé par un sac fermé en tissu aréolaire. Il a une structure similaire à la membrane synoviale ; Ses parois ne sont séparées les unes des autres que par une fine pellicule de fluide visqueux.

Le sac synovial est un outil lubrifiant important qui peut réduire la friction et permettre la libre circulation des tendons musculaires. Il se forme chaque fois que les tendons frottent contre les os, le cartilage, les ligaments ou d'autres tendons, pour cette raison, ils sont plus fréquents dans les membres.
Les poches synoviales sont également présentes près des articulations où la peau frotte contre les structures osseuses sous-jacentes, un exemple est la bourse prépatellaire qui communique occasionnellement avec la cavité articulaire (bourse rotulienne).

Les sacs sont de trois types différents :
1. Subtendineux
2. Articulaire
3. Sous-cutanée

La bourse synoviale subtendineux se forme entre le tendon et l'os, le tendon et le ligament, ou entre deux tendons adjacents. La plupart des sacs synoviaux de membres appartiennent à ce type.
Les poches synoviales articulaires remplissent la fonction d'une articulation, un exemple est la bourse présente entre les dents de l'axe (deuxième vertèbre cervicale) et le ligament transverse de l'atlas (première vertèbre cervicale).
Enfin, les poches synoviales sous-cutanées interviennent entre la peau et la proéminence osseuse à côté de l'articulation. Un exemple est le sac prépatellaire.

Approfondissement clinique
Bursite : Le sac synovial peut facilement devenir enflammé et causer de l'enflure et de la douleur. Cette condition clinique est appelée bursite.

Sac adventice : le sac adventif représente un sac formé d'espaces tissulaires de tissu aréolaire lâche soumis à une pression et à une friction continues.

7.5.2 Gaine synoviale

En général, lorsque les tendons traversent des bandes fibreuses ou des tunnels d'ostéofibrose, ils sont entourés de gaines synoviales.

La gaine synoviale s'étend sur environ 1 cm des deux côtés du site de friction. Le tendon invagine la gaine d'un côté, de sorte que le tendon reste suspendu à l'intérieur de la bourse par une mésotendon. La mésotendon permet aux vaisseaux sanguins d'entrer dans le tendon par conséquent, structurellement, la gaine synoviale est constituée de deux couches concentriques (pariétale et viscérale) de membrane synoviale.
Les deux couches sont séparées par un film capillaire de liquide synovial ; Aux points où l'amplitude de mouvement est excessive, la mésotendon disparaît complètement ou est réduite en petites cordes étroites, comme dans le cas des gaines synoviales numériques autour des longs tendons fléchisseurs des doigts et des orteils.

7.6 Circulation sanguine dans le système musculaire

Les cellules musculaires présentent un taux élevé d'activité métabolique, elles nécessitent donc une vascularisation importante pour recevoir des nutriments et de l'oxygène et éliminer les déchets.
Les petits muscles sont généralement alimentés par une seule artère et parfois par deux veines pour renvoyer le sang. Les gros muscles sont généralement alimentés par plusieurs artères et veines.
L'échange capillaire entre les artères et les veines se produit dans tout l'endomysium entourant les fibres musculaires individuelles.

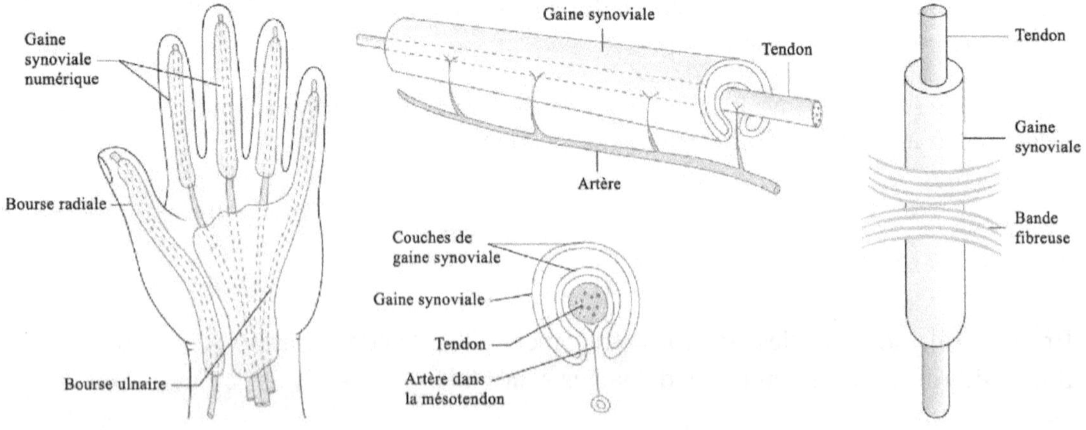

7.6.1 Classification des muscles selon les pédoncules vasculaires

Les muscles sont classés en cinq groupes en fonction du nombre de pédoncules vasculaires entrant dans le muscle et de leur dominance relative :

- Type I
  Ce sont des muscles qui possèdent un seul pédoncule vasculaire, tels que le tenseur du fascia lata fourni par la branche ascendante de l'artère fémorale circonflexe latérale et le gastrocnémien fourni par l'artère surale.

- Type II
  Les muscles de type II possèdent un seul pédoncule vasculaire dominant et plusieurs pédoncules vasculaires mineurs. C'est le cas du muscle gracile alimenté par l'artère circonflexe médicale dans le pédoncule dominant.
- Type III
  Ils représentent des muscles avec deux pédoncules dominants séparés par des artères sources différentes. Les exemples sont le droit de l'abdomen alimenté par les artères gastriques supérieures et inférieures et le Grand glutéal fourni par les artères fessières supérieures et inférieures.

- Type IV
  Ce groupe de muscles a des pédoncules vasculaires plus petits qui, s'ils sont isolés, ne sont pas en mesure d'alimenter le muscle entier. Ceux-ci incluent le sartorius et le muscle tibial antérieur.

- Type V
  Ce sont des muscles qui possèdent un pédoncule vasculaire dominant et plusieurs segments différents de pédoncules secondaires. Il comprend le grand pectoral, qui est fourni par la branche pectorale du tronc thoracique-acromial (pédoncule dominant) et par les perforateurs antérieurs par l'artère thoracique interne (approvisionnement secondaire).

Ce type de classification revêt une importance particulière dans les situations d'importance chirurgicale car il permet de savoir avec certitude quels muscles survivront s'ils sont utilisés comme greffes en chirurgie plastique et reconstructive.

7.7 Terminaisons nerveuses dans les muscles squelettiques

7.7.1 Fibres nerveuses

Un nerf qui atteint un muscle est appelé le nerf moteur. Les nerfs observés dans les fibres musculaires peuvent être de deux types :

- Les nerfs moteurs, ou efférents, représentent environ 60% et sont les fibres qui permettent aux muscles de se contracter.
  Ils sont divisés en deux catégories. La première catégorie englobe les fibres motrices gamma, qui proviennent de la lame IX et sont reliées aux fibres intrafusales par des plaques motrices qui se terminent dans la structure myofibrillaire en charge de la contraction musculaire.
  La deuxième catégorie comprend les fibres motrices alpha qui, bien qu'elles proviennent de la lame IX comme les fibres motrices gamma, sont caractérisées par une direction dirigée vers les fibres extrafusales.

- Les fibres nerveuses sensorielles, ou afférences, représentent les 40% restants et comprennent des fibres capables de traverser la capsule du fuseau neuromusculaire et d'atteindre l'intérieur.
  Ces fibres peuvent être divisées en deux catégories en fonction du chemin qu'elles empruntent une fois qu'elles pénètrent dans le fuseau musculaire. Les terminaisons annulospirales indiquent les fibres nerveuses sensorielles qui atteignent la région équatoriale et finissent par former une spirale autour des fibres intrafusales dans un sac de noyaux.
  Les terminaisons florales, en revanche, atteignent la région périphérique, c'est-à-dire la zone située entre les fibres du sac de noyaux et les fibres de la chaîne des noyaux.

7.7.2 Fuseaux musculaires

Les fuseaux neuromusculaires sont des organes sensoriels terminaux appartenant aux muscles squelettiques et caractérisés par une forme effilée. Chaque fuseau neuromusculaire contient entre 6 et 14 fibres musculaires intrafusales, qui sont divisées en deux catégories : les fibres de la chaîne du noyau et les fibres du sac du noyau.

- Les fibres de chaîne des noyaux sont plus courtes et les noyaux qu'ils contiennent sont situés dans une seule rangée. Ce sont des fibres présentes dans la région périphérique du fuseau musculaire.
- Les fibres de sac des noyaux sont caractérisées par des noyaux plus gros disposés dans la partie centrale de la fibre elle-même. Ce type de fibre est principalement présent dans la région équatoriale des fuseaux musculaires.

La communication des nerfs moteurs dans les fuseaux musculaires provient des motoneurones gamma (motoneurones gamma) contenus dans la moelle épinière. Dans ce processus, les fuseaux musculaires sont les récepteurs du signal d'étirement envoyé centralement. Ils enregistrent et soutiennent la régulation du degré et du taux de contraction des fibres extrafusales en influençant les neurones alpha.
Le point moteur indique le ou les points où le nerf moteur pénètre dans le muscle. La stimulation électrique est plus efficace lorsqu'elle est effectuée dans ces régions spécifiques.
L'unité motrice (mione) est représentée par un seul motoneurone alpha avec les fibres musculaires innervées par celui-ci. La taille de l'unité motrice dépend de la précision du contrôle musculaire. Les plus petites unités motrices, composées de 5 à 10 fibres musculaires, se trouvent dans les muscles caractérisés par des mouvements contenus. En revanche, des unités motrices plus grandes constituées de fibres musculaires comprises entre 100 et 2000 sont observables dans les muscles capables de mouvements plus grands et plus forts tels que ceux trouvés dans les membres.
Le muscle composite ou hybride désigne tous les muscles innervés par de multiples ensembles de fibres et de nerfs d'origines différentes. Un exemple est le grand dossard.

Informations clés

Nombre total de muscles dans le corps humain	400
Le plus gros muscle du corps humain	Grand glutéal
Le muscle le plus long du corps humain	Sartorius
Caractéristique la plus importante des muscles	Contractilité
Type musculaire le plus commun dans le corps humain	Muscle squelettique
Unité contractile fonctionnelle du muscle	Sarcomère
Tendon le plus long du corps humain	Tendon plantaire
Tendon le plus grand dans le corps humain	Tendon d'Achille
Muscle couramment utilisé pour les injections intramusculaires	Deltoïde
Tendon le plus souvent sujet à la rupture	Tendon d'Achille
Muscle le plus différencié du corps humain	Muscle cardiaque

Tous les muscles ont besoin d'une stimulation nerveuse pour se contracter, à l'exception du	Muscle cardiaque, qui peut se contracter sans stimulation nerveuse (contraction myogénique)

Chapitre 8
Système cardiovasculaire

Introduction

Le système cardiovasculaire se compose du cœur et des vaisseaux sanguins. Il est essentiel pour fournir des nutriments à tout l'organisme et d'éliminer les déchets des différents tissus du corps.
Le moyen de transport utilisé est le sang circulant dans des canaux tubulaires appelés vaisseaux sanguins. C'est un système fermé dans lequel le sang qu'il contient sert de moyen pour le transport de divers agents tels que les nutriments, l'oxygène, le dioxyde de carbone, etc.
Le cœur pompe le sang et fournit la force principale qui fait circuler le sang, tandis que les vaisseaux sanguins transportent le sang vers tous les tissus du corps et retournent au cœur. De plus, les vaisseaux sanguins participent à la régulation de la pression artérielle. Les vaisseaux qui transportent le sang loin du cœur sont appelés artères, tandis que les vaisseaux qui transportent le sang vers le cœur sont appelés veines. Les vaisseaux microscopiques qui relient les artères et les veines sont appelés capillaires. Ces vaisseaux permettent un échange facile de nutriments, de métabolites et de gaz respiratoires.

8.1 Fonctions du système cardiovasculaire

Les principales fonctions du système cardiovasculaire peuvent être résumées comme suit :

- Transport des nutriments vers différentes parties du corps ;
- Élimination des déchets du métabolisme des organes et des tissus du corps ;
- Mise en œuvre de l'échange gazeux dans les poumons par l'apport d'oxygène et l'élimination du dioxyde de carbone ;

- Transport d'hormones et d'autres molécules régulatrices de leur site d'origine vers des tissus cibles éloignés.
  - Soutenir la protection contre les infections possibles par les leucocytes.

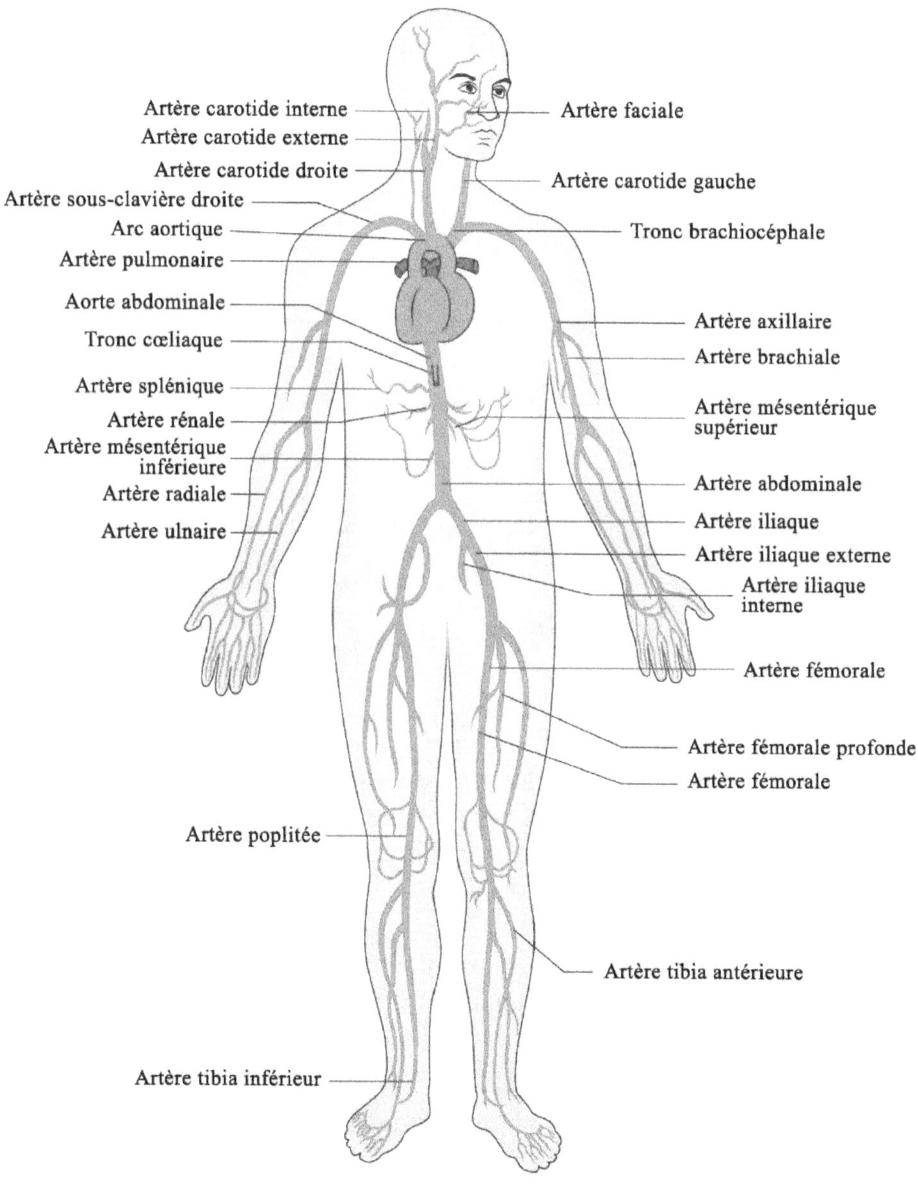

8.2 Composantes du système cardiovasculaire

Les trois principales composantes du système cardiovasculaire sont représentées par :

- Sang
- Cœur
- Vaisseaux sanguins

8.2.1 Sang

Le sang est un tissu conjonctif hautement spécialisé composé de cellules sanguines et de plasma.

8.2.1.1 Cellules sanguines

Les cellules sanguines peuvent à leur tour être divisées en trois catégories :

- Érythrocytes
- Leucocytes
- Thrombocytes (plaquettes)

Érythrocytes
Les érythrocytes, également appelés globules rouges, sont des cellules en forme de disque sans noyaux ni mitochondries. Ils reçoivent de l'énergie par la respiration anaérobie et par le transport de l'oxygène et du dioxyde de carbone.

Leucocytes
Les leucocytes, ou globules blancs, peuvent être de deux types : granulocytes ou agranulocytes. Les premiers ont des granules dans leur cytoplasme, tandis que les seconds n'ont pas de granules.
Les granulocytes peuvent être de trois types.

- *Neutrophiles* : leurs granules n'ont aucune affinité avec la coloration de l'éosine (du rose au rouge) ni avec la coloration de l'hématoxyline (du bleu au violet). Ils ont un noyau multilobé et jouent un rôle important dans la phagocytose des bactéries et des cellules mortes ; Ils confèrent donc une immunité naturelle (innée). Les neutrophiles sont les premiers à arriver dans une zone de lésions tissulaires.

- *Éosinophiles :* leurs granules se tachent d'éosine. Ils ont un noyau bilobé. Ils jouent un rôle dans la réduction de la gravité de la réaction allergique en sécrétant de l'histamine. Leur taux dans le sang augmente dans les réactions allergiques (éosinophilie).
- *Basophiles :* leurs granules deviennent bleus avec l'hématoxyline. Ils libèrent de l'héparine anticoagulante, de l'histamine et de l'hydroxytryptamine. Les basophiles jouent un rôle dans l'hypersensibilité immédiate (type I) et la réaction (réactions anaphylactiques), provoquant une rhinite allergique, de l'asthme, de l'urticaire et de l'anaphylaxie.

Les agranulocytes sont divisés en :

- *Monocytes* : cellules phagocytaires qui répondent à l'inflammation en laissant le sang périphérique pénétrer dans les tissus. On les appelle macrophages.
- *Lymphocytes* : Ils sont légèrement plus gros que les globules rouges et leur noyau remplit presque toute la cellule. Les lymphocytes sont de deux types : les lymphocytes B ou les lymphocytes T. Les premiers diffèrent dans la moelle osseuse. En réponse à l'antigène, ils prolifèrent et produisent des plasmocytes qui sécrètent des immunoglobulines. Les plasmocytes et les immunoglobulines des lymphocytes B sous-tendent la réponse humorale.
  Les lymphocytes T sont des lymphocytes qui mûrissent et deviennent immunocompétents dans le thymus, puis pénètrent dans le sang et atteignent les ganglions lymphatiques et la rate.

Approfondissement clinique

Principes de base de l'immunisation : Au cours du développement fœtal, les lymphocytes B se différencient dans la moelle osseuse. Les cellules matures expriment des antigènes spécifiques à la surface cellulaire ; les lymphocytes B matures migrent vers la rate, les ganglions lymphatiques et le tissu lymphatique de l'intestin et attendent l'exposition à l'antigène.

Lorsqu'ils sont exposés à des antigènes, ils se différencient en plasmocytes qui produisent des anticorps (immunoglobulines). Les lymphocytes B, les plasmocytes et les immunoglobulines constituent ensemble la réponse humorale.

Les cellules B mémoire sont programmées pour réagir au même antigène. Après une réexposition à cet antigène, vous obtenez une réponse immunitaire plus rapide appelée réponse immunitaire secondaire. Les immunoglobulines sécrétées par les lymphocytes B mémoire ont une plus grande affinité pour l'antigène que celle produite lors de l'exposition initiale. C'est la base de la vaccination.

Thrombocytes

Les thrombocytes, ou plaquettes, représentent les fragments de grandes cellules appelées mégacaryocytes trouvés dans la moelle osseuse. Les plaquettes jouent un rôle important dans la coagulation du sang car elles constituent la majeure partie de la masse du caillot. Les plaquettes qui se réunissent dans le caillot sanguin libèrent un produit chimique appelé sérotonine, qui provoque la constriction des vaisseaux sanguins pour réduire le flux sanguin vers la zone blessée.

8.2.1.2 Plasma

Le plasma indique la partie liquide du sang ; Ses 90% sont constitués d'eau et le reste de protéines, de sels inorganiques, de lipides, etc. Il existe trois groupes de protéines plasmatiques :

- Albumines
- Globulines
- Fibrinogène

Les albumines sont produites dans le foie et fournissent au sang la viscosité nécessaire pour maintenir et réguler la pression artérielle. Les globulines sont divisées en alpha globulines, bêta globuline et gammaglobuline. Les alpha et bêta-globulines sont synthétisées dans le foie et transportent des vitamines liposolubles. Les gammaglobulines sont produites dans le tissu lymphoïde et sont appelées anticorps, de sorte qu'elles jouent un rôle important dans le système immunitaire.

Le fibrinogène est synthétisé dans le foie et joue un rôle important, avec les thrombocytes, dans la coagulation du sang. Lorsque le fibrinogène est retiré du plasma, il est appelé sérum.

8.2.2 Le cœur

Le cœur est un organe musculaire creux composé de quatre chambres et sa taille est comparable à celle d'un poing serré. Il est situé dans la cavité thoracique entre les poumons ; Environ les deux tiers du cœur sont positionnés à gauche de la ligne médiane, tandis qu'un tiers est positionné à droite de la ligne médiane.
Le cœur est enfermé dans un sac séreux (péricarde séreux), qui à son tour est enfermé dans un tissu conjonctif fibreux dense appelé péricarde fibreux. Le péricarde séreux est constitué d'une couche viscérale interne et d'une couche pariétale externe avec une cavité entre les deux couches appelée cavité péricardique.
Le cœur agit comme une pompe musculaire centrale puisqu'il est capable de pomper environ 5 litres de sang par minute. Il faut environ une minute pour que le sang atteigne les parties les plus périphériques et retourne au cœur. Le poids du cœur est d'environ 310 grammes chez les hommes adultes et de 255 grammes chez les sujets féminins adultes.

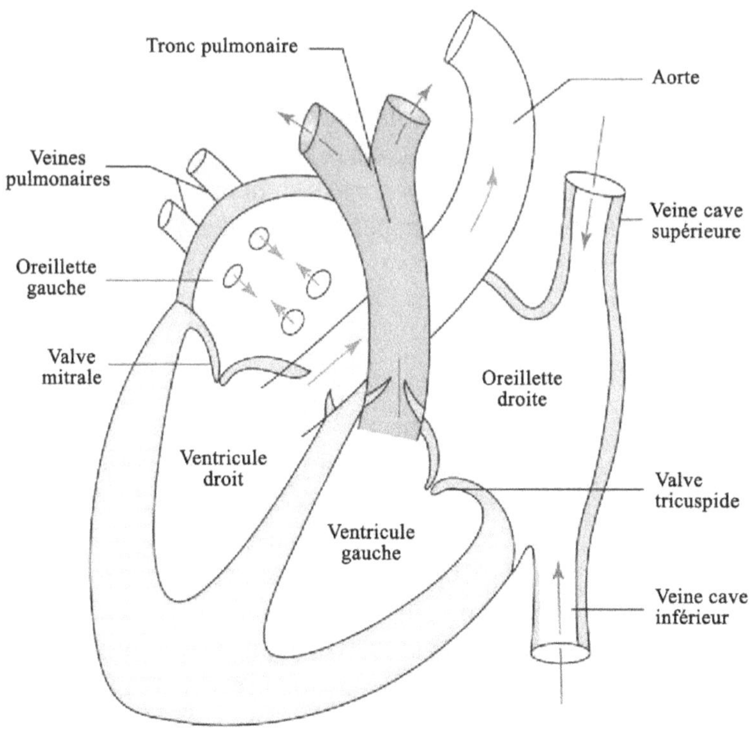

Murs du cœur
Les parois du cœur se composent de trois couches distinctes. Énumérés dans l'ordre du superficiel au plus profond, ils sont :

- *Epicarde*, composé du péricarde viscéral,
- *Myocarde,* représenté par le muscle cardiaque,
- Endocarde, constitué de cellules endothéliales. Il comprend la paroi endothéliale des vaisseaux sanguins.

8.2.2.1 Cavités cardiaques

L'intérieur du cœur est divisé en quatre chambres :

- Atrium droit,
- Atrium gauche,
- Ventricule droit,
- Ventricule gauche.

L'oreillette droite et l'oreillette gauche sont situées au sommet, tandis que les ventricules droit et gauche sont situés au sommet du cœur. Chaque oreillette a un appendice en forme d'oreille appelé oreillette. Les oreillettes sont des chambres de réception tandis que les ventricules sont des chambres de pompage. Les oreillettes sont séparées les unes des autres par le septum interauriculaire, les ventricules sont séparés les uns des autres par le septum interventriculaire.

8.2.2.2 Base cardiaque

La base du cœur est située en décubitus dorsal devant les quatre vertèbres thoraciques centrales, à savoir T5 à T8. La base est formée pour un tiers droit à partir de l'oreillette droite et pour deux tiers à partir de l'oreillette gauche.
L'oreillette droite reçoit le sang désoxygéné de la circulation systémique à travers la veine cave supérieure et inférieure. Le sang de l'oreillette droite passe dans le ventricule droit par la valve trio veineuse droite, appelée valve tricuspide. L'oreillette gauche reçoit le sang oxygéné de la circulation pulmonaire par quatre veines pulmonaires. Le sang de

l'oreillette gauche passe dans le ventricule gauche par la valve auriculo-ventriculaire gauche, appelée valve mitrale ou valve bicuspide.
Le ventricule droit se contracte pour pomper le sang dans les poumons par le tronc pulmonaire et les artères pulmonaires. Le ventricule gauche se contracte pour pomper le sang vers le reste du corps à travers l'aorte et ses branches.

8.2.2.3 Apex du cœur

L'apex du cœur représente l'extrémité inférieure et postérieure en forme de cône formée dans la partie finale du ventricule gauche.

8.2.2.4 Fonctions du cœur

Les fonctions du cœur sont principalement celles de la double pompe :

- Le milieu à droite du cœur reçoit du sang désoxygéné, c'est-à-dire du sang pauvre en oxygène, et le pompe vers les poumons par le tronc pulmonaire et les artères pulmonaires.
- La moitié gauche du cœur reçoit du sang oxygéné, c'est-à-dire du sang riche en oxygène, des poumons et le pompe vers le reste du corps par l'aorte et ses branches.

Il s'ensuit que le cœur régule deux circuits du flux sanguin : pulmonaire et systémique.

8.2.2.5 Battement apical

Lorsque le cœur se contracte, la poussée du cœur est perceptible dans le précordium gauche. La poussée externe et inférieure que vous pouvez sentir avec votre main à l'avant de la moitié gauche de la poitrine s'appelle le battement apical. Chez les adultes, il est perceptible dans le cinquième espace intercostal gauche ; Chez les enfants, il est perceptible dans le deuxième ou troisième espace intercostal gauche.
En moyenne, le cœur bat environ 70 fois par minute chez les hommes et 75 fois par minute chez les femmes.
Les plages de battements apicales considérées comme normales sont les suivantes :

- Chez les nourrissons : 130-150/min
- Chez les enfants : 100-130/min
- Chez les adultes : 60-90/min

8.2.2.6 Alimentation artérielle

Le cœur reçoit le sang artériel de l'artère coronaire gauche et droite, qui provient de l'aorte ascendante immédiatement au-dessus de l'orifice aortique du cœur.
Les artères coronaires reçoivent environ 5% du sang pompé par le corps humain. Bien que le cœur soit un petit organe, l'apport sanguin souligne l'importance fondamentale de cet organe.
Les artères coronaires sont uniques en ce sens qu'elles se remplissent pendant la diastole.

Approfondissement clinique
Angine de poitrine : dans la situation où les artères coronaires se rétrécissent, il y a une réduction de l'apport de sang et d'oxygène au muscle cardiaque. Il s'ensuit que l'individu ressentira de la douleur dans le précordium gauche, le milieu du bras et l'avant-bras. La douleur survient généralement pendant l'effort et est soulagée par le repos. Cette condition clinique est appelée angine de poitrine.
Infarctus du myocarde : lorsque les artères coronaires sont obstruées, une ischémie myocardique se produit, entraînant une nécrose cellulaire. Cette condition est appelée infarctus du myocarde. Elle survient généralement au repos et la douleur dure plus de 10 minutes.

Crise cardiaque : Cette condition médicale est l'une des causes les plus courantes de décès aujourd'hui. Le risque de crise cardiaque peut être minimisé en évitant le surpoids, le tabagisme, l'hypertension artérielle (hypertension), en suivant un régime faible en cholestérol et en pratiquant une activité physique régulière.

8.2.2.7 Drainage veineux

Le sang veineux est drainé du cœur dans le sinus coronaire par les grandes, moyennes et petites veines cardiaques, la veine postérieure du ventricule gauche, la veine oblique de l'oreillette gauche et la veine marginale droite. Le sinus coronaire s'ouvre à son tour dans l'oreillette droite.
Les autres petites veines, également appelées veines minimales de Thébesius, s'écoulent directement dans les cavités du cœur.

8.2.2.8 Terminaisons nerveuses

Le cœur est assuré par des fibres sympathiques et parasympathiques. La stimulation des fibres sympathiques provoque une augmentation de la fréquence cardiaque et de la force de contraction de la fréquence cardiaque.
La stimulation des fibres parasympathiques (nerf vague) provoque une diminution de la fréquence cardiaque et de la force de contraction du cœur.
Tous les vaisseaux cardiaques de la chaîne sympathique et du nerf vague contiennent des fibres sensorielles et motrices, à l'exception du vaisseau cardiaque du ganglion cervical supérieur du sympathique qui ne contient que les nerfs moteurs postganglionnaires.

8.2.2.9 Système de conduction cardiaque

Le muscle cardiaque peut être stimulé automatiquement par son système de pompage formé par des fibres cardiaques spécialisées dans l'initiation et la conduite de l'impulsion cardiaque. Ce phénomène est connu sous le nom d'automatisme cardiaque.
L'automatisme du cœur est en outre régulé par l'influx nerveux du cerveau ou les métabolites et les hormones circulant dans le corps, ce qui peut augmenter ou diminuer le rythme cardiaque.
Le système de conduction du cœur se compose des composants suivants :

- Nœud sino-auriculaire (SA) : situé dans l'oreillette droite au sommet du sillon terminal. Il initie les impulsions cardiaques, c'est pourquoi on l'appelle le stimulateur cardiaque du cœur.
- Nœud auriculo-ventriculaire (AV): situé dans la partie inférieure du septum interauriculaire. Il génère également des impulsions mais à un rythme plus lent que le nœud sino-auriculaire.
- Faisceau auriculo-ventriculaire : relie la musculature auriculaire et ventriculaire.
- Faisceau de His : conduit l'impulsion électrique du nœud auriculo-ventriculaire vers les ventricules.
- Système ventriculaire de Purkinje : représentent les branches terminales des branches du faisceau.

Le muscle cardiaque peut se contracter même sans stimulus nerveux (contraction myogénique) contrairement à d'autres muscles du corps ont besoin du stimulus nerveux pour la contraction.

8.2.3 Vaisseaux sanguins

Les vaisseaux sanguins forment un système fermé articulé de tubes dans lequel le sang est transporté du cœur aux tissus du corps, puis renvoyé au cœur.
Les vaisseaux sanguins comprennent :

- Artères
- Circulation sanguine
- Capillaires

Les artères sont des tubes caractérisés par des parois épaisses qui transportent le sang loin du cœur. Le sang sortant du cœur circule à travers des vaisseaux sanguins de diamètre de plus en plus petit appelés artères et artérioles.
Les veines sont constituées de tubes à paroi mince dont la tâche est de transporter le sang des tissus de différentes parties du corps vers le cœur. Le sang qui retourne au cœur passe par des vaisseaux sanguins de plus en plus grand diamètre, appelés veines et veinules.
Enfin, les capillaires représentent les vaisseaux sanguins microscopiques qui relient les artérioles et les veinules.
À l'exception des capillaires et des veinules, les parois des vaisseaux sanguins sont constituées de trois couches.

8.2.3.1 Classification des vaisseaux sanguins

En suivant une approche fonctionnelle, les vaisseaux sanguins peuvent être classés en cinq groupes :

- *Vaisseaux sanguins à conduction*, c'est-à-dire les plus grosses artères ;
- *Les vaisseaux sanguins de distribution,* c'est-à-dire les plus petites artères ;
- *Vaisseaux d'échange sanguin,* c'est-à-dire capillaires, veinules postcapillaires et sinusoïdes ;
- *Vaisseaux sanguins de collecte*, ou grandes veinules et veines ;
- *Vaisseaux sanguins de résistance*, ou artérioles.

8.2.3.2 Artères

Les caractéristiques les plus importantes des artères sont les suivantes :

- Ce sont des vaisseaux à paroi épaisse qui transportent le sang du cœur vers les capillaires ;
- Ils sont souvent accompagnés de veines et de terminaisons nerveuses, ces trois éléments forment ensemble le faisceau neurovasculaire ;
- Leur lumière est plus petite que celle des moûts qui les accompagnent ;
- Ils n'ont pas de valves dans la lumière.
- Ils se divisent à plusieurs reprises, comme les branches d'un arbre, et deviennent progressivement de plus en plus petits.

Structure microscopique des artères

La paroi artérielle se compose de trois couches. Suite à un ordre de l'intérieur vers l'extérieur, ils sont identifiables dans :

- Tunique intima
- Tunique media
- Tunique adventive

La tunique intima est constituée d'endothélium formé de cellules plates étirées et de lame basale. Extérieurement, l'endothélium est soutenu par du tissu conjonctif sous-endothélial lâche et une membrane tissulaire élastique appelée lame élastique interne.
La tunique media représente la couche la plus épaisse et se compose d'une alternance de couches de fibres musculaires lisses et de fibres élastiques disposées circulairement. La tunique du milieu est délimitée extérieurement par une membrane de tissu élastique appelée lame élastique externe.
La tunique adventive, bien qu'assez fine, représente la couche la plus résistante. Il se compose de fibres de tissu conjonctif disposées longitudinalement et fusionne avec la gaine périvasculaire.

Approfondissement clinique
Artériosclérosei : représente une maladie dégénérative généralisée des artères. Généralement, il y a une lente perte d'élasticité et un épaississement de la tunique intime en raison de l'augmentation du collagène et de l'accumulation de lipides. Ce processus provoque un rétrécissement diffus de

la lumière des vaisseaux sanguins, provoquant une ischémie du tissu fourni par les artères affectées. Dans le membre inférieur, on le voit sous la forme d'une claudication intermittente caractérisée par des douleurs, une faiblesse musculaire surtout pendant la marche qui est soulagée presque immédiatement par le repos. Dans le cerveau, il est vu sous la forme d'une diminution de la fonction mentale.

Athérosclérose : Il s'agit d'une artériosclérose dans laquelle des plaques de lipides, de tissu fibreux et de macrophages appelés athérome s'accumulent dans la tunique intime. Ils rendent la surface luminale de l'artère irrégulière, augmentant la probabilité d'un caillot sanguin appelé thrombus, qui peut obstruer la lumière. Par exemple, si elle se produit dans l'artère coronaire, une telle condition peut entraîner un infarctus du myocarde.

Embole : Il s'agit d'un thrombus qui s'est détaché de la paroi du vaisseau sanguin et se déplace dans la circulation sanguine. Le thrombus et l'embole peuvent obstruer le flux. Un embole déposé dans l'artère coronaire (embolie coronaire) est appelé un thrombus coronaire, s'il est présent dans un vaisseau sanguin du poumon, il est appelé un thrombus pulmonaire. Lorsqu'il est présent dans un vaisseau sanguin du cerveau est appelé thrombus cérébral.

Classification des artères

D'un point de vue fonctionnel, les artères sont classées en trois groupes :

- Artères élastiques
- Artères musculaires
- Artérioles

Les artères élastiques sont de grosses artères qui proviennent du cœur et des vaisseaux principaux, des exemples sont l'aorte, l'artère carotide et l'artère sous-clavière. On les appelle artères élastiques parce que la tunique media de ces artères est principalement constituée de fibres élastiques. Ils sont également appelés vaisseaux de conduction puisque leur fonction principale est de conduire le sang du cœur vers les artères.

Les artères musculaires sont des artères de taille moyenne qui alimentent des organes individuels et des parties spécifiques des membres. Les exemples sont l'artère testiculaire, utérine, radiale, tibiale postérieure et antérieure. Ce sont des artères dans lesquelles le matériau élastique est plus bas que les artères élastiques et le tissu musculaire devient le constituant principal de la tunique media (environ 75%). Ces vaisseaux sanguins sont également appelés vaisseaux de distribution parce qu'ils régulent le flux sanguin vers un

organe ou une région ; Les muscles lisses de la tunique media peuvent modifier la taille de sa lumière par contraction ou relaxation.
Les artérioles sont des divisions plus petites des artères musculaires d'un diamètre de 100 mm ou moins. Leur lumière étroite est entourée de tissu musculaire abondant. Ils sont la principale source de résistance périphérique au flux sanguin, pour cette raison, ils sont également appelés vaisseaux de résistance. Ils jouent un rôle important dans la régulation de la pression diastolique. Lorsque les artérioles se divisent progressivement en vaisseaux plus petits, leurs parois s'amincissent pour former des artérioles terminales et des métartérioles.
Les grandes artérioles ont les trois couches, tandis que les artérioles terminales (15-20 mm de diamètre) n'ont pas de lame élastique interne et ont une paroi continue de muscles et de cellules disposés en une ou deux couches.
Dans les métartérioles, le muscle lisse est remplacé par des cellules non contractiles discontinues appelées péricytes. Les métartérioles se terminent dans les capillaires. Dans certains lits vasculaires, la métartériole est directement reliée à une veinule par un canal de passage. Les capillaires se présentent sous la forme de branches latérales du canal de passage pour former le réseau capillaire. L'entrée du sang par les capillaires est régulée par les sphincters précapillaires.

Circulation sanguine dans les artères

La soutane adventive et les deux tiers extérieurs de la tunique media sont fournis par le vasa vasorum, des vaisseaux nutritifs qui alimentent uniquement les grosses artères et certaines artères de taille moyenne. Ils forment un plexus capillaire dense dans la soutane adventive et peuvent pénétrer au centre de la tunique du milieu.
La tunique intime et un tiers intérieur de la tunique du milieu sont plutôt alimentés par du sang luminal par diffusion.
Les petites veines qui accompagnent les artères drainent le sang de la paroi artérielle. Enfin, des ganglions lymphatiques sont présents dans la soutane adventive.

Terminaisons nerveuses dans les artères

Les artères sont principalement alimentées par des fibres nerveuses sympathiques non myélinisées appelées nervi-vasorum. Généralement, les fibres sympathiques qui alimentent les artères provoquent une vasoconstriction, qui est une constriction du muscle

lisse dans la paroi artérielle. Les exceptions sont le cœur, le cerveau et les muscles squelettiques, où ils provoquent une vasodilatation.
Certaines fibres sympathiques myélinisées alimentent également les artères, que l'on croit être de nature sensorielle.

Tension artérielle

La force exercée par le sang contre la paroi des vaisseaux sanguins est appelée pression artérielle. La pression artérielle normale d'un adulte est d'environ 120/80 mmHg (120 indique la pression systolique et 80 indique la pression diastolique).
La pression systolique est due à la contraction du cœur pendant la systole ventriculaire, tandis que la pression diastolique est due à la contraction des muscles lisses de la paroi artérielle.

8.2.3.3 Veines

Les principales caractéristiques des veines peuvent être résumées comme suit :

- Ce sont des vaisseaux sanguins à paroi mince qui transportent le sang des capillaires au cœur.
- Les grosses veines sont formées par l'union de veines plus petites, comme les affluents d'une rivière.
- Ils ont une plus grande lumière que les artères et une plus petite quantité de muscle et de tissu élastique dans leurs parois.
- Leur lumière est souvent équipée de valves qui maintiennent un flux sanguin unidirectionnel, même contre la gravité.

Structure générale des veines

Les caractéristiques structurelles générales des veines sont similaires à celles des artères en ce sens que leur paroi se compose également de trois couches. La tunique adventive représente la couche la plus épaisse et la mieux développée. Il contient du collagène, des fibres élastiques et musculaires. Au contraire, la tunique media est peu développée. Enfin, dans la tunique intima, la lame élastique interne est absente.

Vous trouverez ci-dessous un tableau qui résume les principales différences entre les artères et les veines :

Artères	Circulation sanguine
Parois épaisses	Parois minces
Plus musclé	Moins musclé
Plus élastique	Moins élastique
Lumière plus petite	Lumière plus grande
Tunique media plus épaisse que la soutane adventive	Tunique media plus mince que la soutane adventive
Pas de valves dans la lumière	Présence de valves dans la lumière

Classification des veines

Les veines sont généralement classées en trois groupes :

- Grosses veines
- Veines de taille moyenne
- Petites veines (aussi appelées veinules)

Dans les grandes veines, il y a les trois couches de mur, à savoir la tunique intime, la tunique media et la tunique adventive, et sont bien différenciées les unes des autres. La tunique adventive est toujours plus épaisse que la tunique moyenne. Les parois des grosses veines ont un tissu élastique capable de résister à la pression de la systole auriculaire droite.

Les veines de taille moyenne dans leur paroi sont équipées des trois couches. Néanmoins, dans les veines de taille décroissante, il devient progressivement difficile de distinguer les trois couches.

Les petites veines ou veinules peuvent être divisées en veinules postcapillaires et en veinules musculaires. Les veinules postcapillaires représentent les plus petites veines qui reçoivent le sang des capillaires ; Leurs parois sont constituées d'endothélium et sont dotées d'une perméabilité particulière. Les veinules musculaires doivent leur nom à la présence d'une ou deux couches de cellules musculaires lisses dans la partie externe de l'endothélium.

Valves veineuses

La paroi interne de la plupart des veines moyennes et petites est constituée de plis semi-lunaires délicats appelés cuspides. Avec la paroi veineuse, chaque cuspide forme une poche ou un sein saillant. Les cuspides sont disposées par paires face à face pour former des valves qui s'ouvrent dans une seule direction, à savoir vers le cœur.

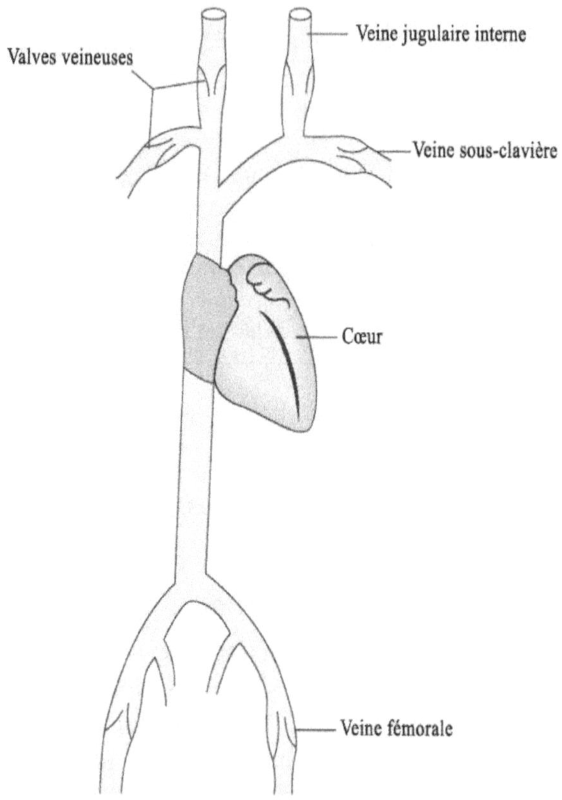

Les valves présentes près de l'extrémité des veines jugulaires, sous-clavières et fémorales internes empêchent le sang veineux d'être rejeté dans la tête, le cou et les membres lors d'une augmentation de la pression intrathoracique (par exemple, lors d'une inspiration profonde) et d'une augmentation de la pression intraabdominale (par exemple, pendant la défécation).

Les veines qui n'ont pas de valves dans leur lumière sont les suivantes :

- Veine cave supérieure
- Veine cave inférieure
- Veines hépatiques
- Veines rénales
- Veines utérines

- Veines ovariennes
- Veines faciales
- Veines pulmonaires
- Veines ombilicales
- Veines émissaires
- Veines portes
- Veines de moins de 2 mm de diamètre

Les veines qui n'ont pas de tissu musculaire dans leur paroi sont les suivantes :

- Sinus veineux duraux
- Veines pyales
- Veines rétiniennes
- Veines du tissu érectile du pénis
- Veines osseuses spongieuses

Circulation sanguine dans les veines

Les veines plus grandes ressemblant à des artères sont alimentées par les vaisseaux sanguins nutritifs appartenant au vasa vasorum. Dans les veines, ils sont capables de pénétrer jusqu'à la tunique intima.

Terminaisons nerveuses dans les veines

L'approvisionnement nerveux est identique à celui présent dans les artères, bien que les fibres nerveuses qui innervent les veines soient présentes en plus petit nombre que les artères.

8.2.3.4 Capillaires

Les capillaires sont de minces vaisseaux microscopiques avec des parois tout aussi minces ; Ils sont tapissés d'endothélium et relient les artérioles et les veinules. Dans le corps humain, il y a plus de 40 milliards de capillaires avec un vaste réseau de vaisseaux

sanguins dans presque tous les tissus du corps. Le diamètre moyen du capillaire est de 6 à 8 mm. Comme le diamètre des érythrocytes est d'environ 7 mm, un seul érythrocyte peut passer à la fois, de sorte que les globules rouges traversent un capillaire dans une sorte de rangée indienne.
Contrairement aux vaisseaux du système artériel et veineux, les parois des capillaires sont constituées d'une seule couche cellulaire d'épithélium pavimenteux appelée endothélium. Le flux sanguin à travers les capillaires est appelé microcirculation.

Classification capillaire

Selon la nature de la muqueuse endothéliale, les capillaires peuvent être classés en deux catégories :

- Capillaires continus
- Capillaires fenestrés

Dans les capillaires continus, les cellules endothéliales forment un cylindre continu dans lequel les cellules sont maintenues ensemble par des jonctions serrées. La principale caractéristique des capillaires continus sont les vésicules (pinocytose) dans les cellules endothéliales. Cela indique que le transport de matériel se produit à travers le cytoplasme des cellules endothéliales et peut expliquer la nature sélective du transport.
Ces capillaires se trouvent dans la peau, les muscles, les poumons et le cerveau.
Les capillaires fenestrés sont caractérisés par de grands pores entre les cellules endothéliales. Ces pores sont fermés par une couche de mucoprotéine appelée diaphragme. La diffusion de la substance se produit à travers ces diaphragmes. Les capillaires fenestrés se trouvent dans le pancréas, les glandes endocrines, les villosités intestinales, le plexus choroïde, les processus ciliaires de l'œil, etc.

8.2.3.5 Sinusoïdes

Les sinusoïdes représentent de grands espaces vasculaires irréguliers qui relient l'artériole à la veinule ou la veinule à la veinule. Ils remplacent les capillaires de certains organes tels que le foie, la rate, la moelle osseuse, les glandes surrénales, les parathyroïdes, etc.
La lumière des sinusoïdes est irrégulière et large (environ 30 à 40 mm de diamètre). Les parois des sinusoïdes sont minces et constituées de cellules endothéliales avec de grands pores ou des fissures non fermées par des diaphragmes. La paroi sinusoïdale peut être incomplète et contenir des cellules phagocytaires. Les sinusoïdes dans le foie, par

exemple, contiennent des cellules de Kupffer qui éliminent les bactéries et autres particules étrangères du sang. Les sinusoïdes sont étroitement entourées par le parenchyme de l'organe.
En raison de leur lumière irrégulière, le flux sanguin est plutôt lent dans les sinusoïdes. Cela laisse suffisamment de temps pour l'échange de substances entre le sang et le liquide tissulaire.

Fonctionnalités	Capillaires	Sinusoïdes
Lampe	- Plus petit (5-8 mm) - Régulier	- Plus grand (30-40 mm) - Irrégulier
Mur	- Constitué de cellules endothéliales - Continu ou fenêtré avec de petits pores fermés par des diaphragmes	- Constitué de cellules endothéliales et d'éventuels phagocytes - Fenêtré avec des pores larges ou incomplet
Bail	- Connecter les artérioles avec Veinules	- Connecter les artérioles aux veinules - Connecter la veinule à la veinule

8.3 Circulation sanguine

Le sang circule dans le corps pour fournir de la nourriture et de l'oxygène à des milliards de cellules vivantes dans le corps. En même temps, il élimine les déchets de leur métabolisme.
La circulation sanguine dans le corps peut être classée dans les trois groupes suivants :

- Circulation pulmonaire
  Le sang désoxygéné pénètre dans l'oreillette droite et passe dans le ventricule droit, qui le pompe à travers le tronc pulmonaire et les artères pulmonaires jusqu'aux capillaires des poumons où il est oxygéné. Enfin, à travers les veines pulmonaires, il retourne à l'oreillette gauche.

- Circulation systémique
  Le sang oxygéné de l'oreillette gauche passe au ventricule gauche. Ce dernier le pompe à travers l'aorte et ses branches vers les capillaires du reste du corps. Les capillaires se rejoignent pour former des veines qui deviennent de plus en plus grandes jusqu'à ce que les veines creuses supérieures et inférieures et les veines cardiaques renvoient le sang désoxygéné vers l'oreillette droite.
  L'oreillette droite reçoit la même quantité de sang désoxygéné qui a été pompée du ventricule gauche et au même rythme.

- Circulation porte
  En fait, il fait partie de la circulation systémique. Il commence par les capillaires et se termine par les capillaires, ce qui signifie que le sang passe à travers deux ensembles de capillaires avant de s'écouler dans la veine systémique. Les vaisseaux de porte sont les récipients qui relient deux groupes de capillaires à leurs deux extrémités. Le vaisseau sanguin qui draine le premier réseau capillaire est connu sous le nom de vaisseau porte, il se ramifie comme une artère pour former le deuxième groupe de capillaires ou sinusoïdes.
  Ce type de circulation est observable dans le foie (circulation hépatique), l'hypophyse cérébrale (circulation hypothalamo-hypophysaire) et les reins (circulation rénale).
  Le système porte hépatique s'intéresse principalement au transport vers le foie des nutriments absorbés par les aliments et à leur métabolisme conséquent. Le système de portail hypothalamo-hypophysaire régule les activités des hormones produites par l'hypophyse et distribue les sécrétions aux tissus cibles. Enfin, le système portail rénal a pour tâche de soutenir la réabsorption de certains constituants essentiels du sang.

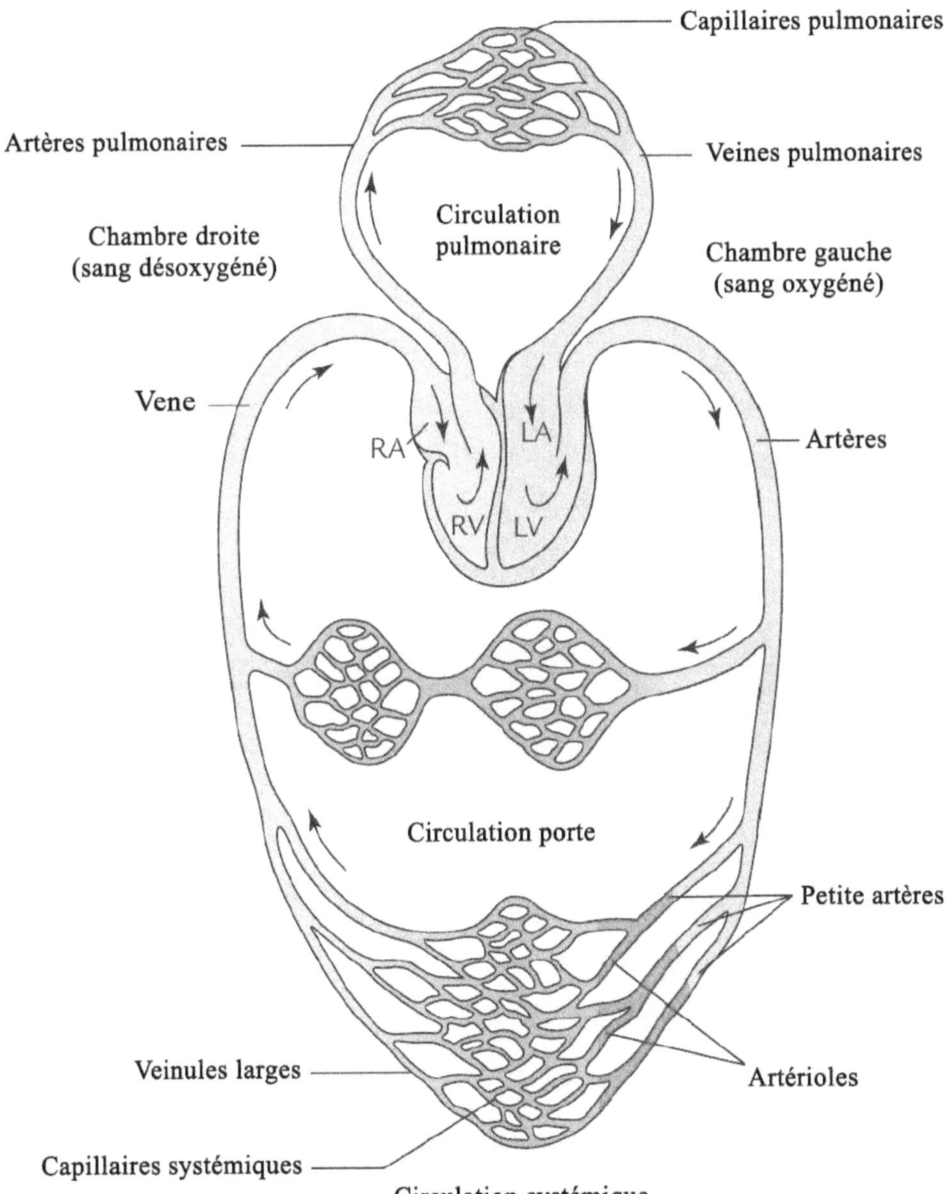
Capillaires pulmonaires
Artères pulmonaires
Veines pulmonaires
Circulation
pulmonaire
Chambre droite
(sang désoxygéné)
Chambre gauche
(sang oxygéné)
Vene
RA
LA
Artères
RV
LV
Circulation porte
Petite artères
Veinules larges
Artérioles
Capillaires systémiques
Circulation systémique

Informations clés

Premier organe du corps humain qui commence à fonctionner	Cœur
Artère plus grande dans le corps	Aorte
Veine plus grosse que le corps	Veine cave inférieure
Artère la plus couramment utilisée pour mesurer la pression artérielle	Artère brachiale
Pulsation plus fiable du corps humain	pulsation carotidienne
Quantité totale de sang présente dans le système cardiovasculaire	5 litres
Les leucocytes plus présents dans la circulation périphérique	Neutrophiles
Toutes les cellules sanguines ont un noyau sauf :	Globules rouges matures
Toutes les artères du corps contiennent du sang oxygéné sauf :	Artères pulmonaires
Toutes les veines du corps contiennent du sang désoxygéné sauf :	Veines pulmonaires

Toutes les artères du corps se remplissent pendant la systole, sauf :	Artères coronaires qui sont remplies pendant la diastole
Vaisseaux sanguins responsables de la résistance vasculaire	Artérioles

Chapitre 9
Système lymphatique

Introduction

Le système lymphatique se compose d'un vaste réseau de vaisseaux lymphatiques et de ganglions lymphatiques à travers lesquels circule la lymphe ; Sa tâche principale est de défendre le corps contre les bactéries, les virus et autres agents nocifs. En général, le système lymphatique peut être défini comme un système de drainage accessoire du système veineux.
La majeure partie du liquide tissulaire formé aux extrémités artérielles des capillaires est réabsorbée dans le sang à partir des extrémités veineuses, le liquide tissulaire restant est absorbé par les capillaires lymphatiques situés dans les espaces des tissus et est donc réinséré dans le sang.
En plus des vaisseaux lymphatiques et des ganglions lymphatiques, le système lymphatique est constitué d'une grande quantité de tissu lymphatique présent dans le corps sous différentes formes.

Les fonctions du système lymphatique peuvent être résumées comme suit :

- Drainage de l'excès de liquide tissulaire dans le système veineux, c'est-à-dire le liquide tissulaire qui ne pouvait pas être drainé du système veineux ;
- Absorption de graisse de l'intestin et transport ultérieur dans le sang ;
- Soutien à la fourniture de défenses immunologiques contre les agents pathogènes.

9.1 Composants du système lymphatique

Le système lymphatique se compose de :

- Lymphe

- Capillaires lymphatiques
- Vaisseaux lymphatiques
- Organes lymphoïdes (ganglions lymphatiques, rate, thymus)
- Système épithélium-lymphoïde
- Moelle

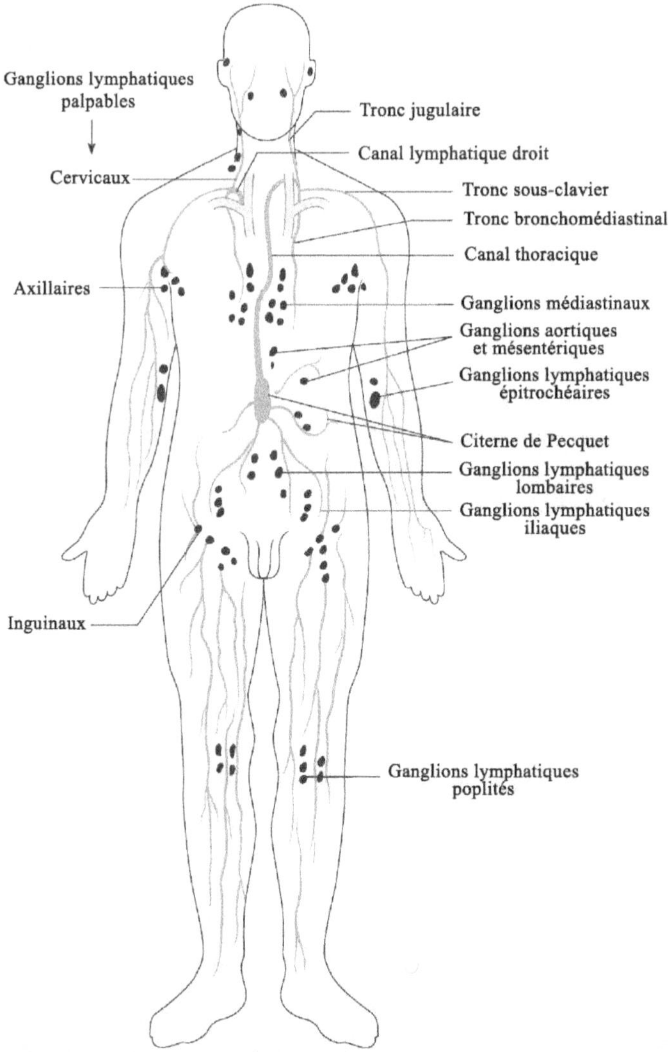

9.1.1 Lymphe

Le liquide tissulaire qui accède aux capillaires lymphatiques est appelé lymphe. Il s'agit généralement d'un liquide aqueux clair de composition similaire au plasma, à l'exception importante des protéines plasmatiques. Cependant, la lymphe de l'intestin grêle est blanc laiteux, appelée chyle, car elle contient de grosses gouttelettes de graisse absorbées par l'intestin.
La lymphe transporte les protéines plasmatiques qui s'échappent des capillaires dans la circulation sanguine. Il transporte également des particules plus grosses, telles que des bactéries et des débris cellulaires, qui sont ensuite filtrées et détruites par les ganglions lymphatiques. Par conséquent, la lymphe contient des lymphocytes, des macromolécules de protéines, des gouttelettes de graisse et des particules particulières telles que des particules de carbone ou des bactéries.

Approfondissement clinique
Lymphœdème : *Chaque jour, environ 30 litres de liquide s'écoulent des artères aux extrémités des capillaires dans l'espace* intercellulaire. Parmi ceux-ci, environ 27 litres de liquide sont constitués de micromolécules absorbées par les extrémités veineuses des capillaires. Les 3 litres restants de liquide constitués de macromolécules de protéines, de gouttelettes de graisse et de particules particulières sont absorbés par les capillaires lymphatiques. Pour cette raison, le système lymphatique est considéré. Lorsque le liquide n'est pas drainé du système lymphatique, son accumulation provoque un œdème (gonflement).

9.1.2 Capillaires lymphatiques

Les capillaires lymphatiques sont des vaisseaux lymphatiques microscopiques qui proviennent des espaces intercellulaires de la plupart des tissus de l'organisme, dans lesquels ils forment un vaste réseau dans les espaces intercellulaires.
Les parois des capillaires lymphatiques, ainsi que celles des capillaires sanguins, sont constituées d'une seule couche de cellules endothéliales mais sont plus perméables aux fluides tissulaires car elles sont riches en grosses molécules telles que les protéines, les particules et le matériel colloïdal.
Les capillaires lymphatiques diffèrent des capillaires sanguins par les aspects suivants :

- Ils proviennent des espaces intercellulaires,
- Ils ont une lumière plus grande et moins régulière,

- Ils sont perméables à des molécules plus grosses, de sorte qu'ils sont capables d'absorber le liquide tissulaire contenant des particules et du matériel colloïdal.

9.1.3 Vaisseaux lymphatiques

Les capillaires lymphatiques se rejoignent pour former des vaisseaux lymphatiques. Ces derniers sont des vases caractérisés par une paroi mince d'un diamètre compris entre 0,5 et 1,0 mm et ont un aspect similaire à celui des perles en raison de la présence de nombreuses valves à l'intérieur de leur lumière.

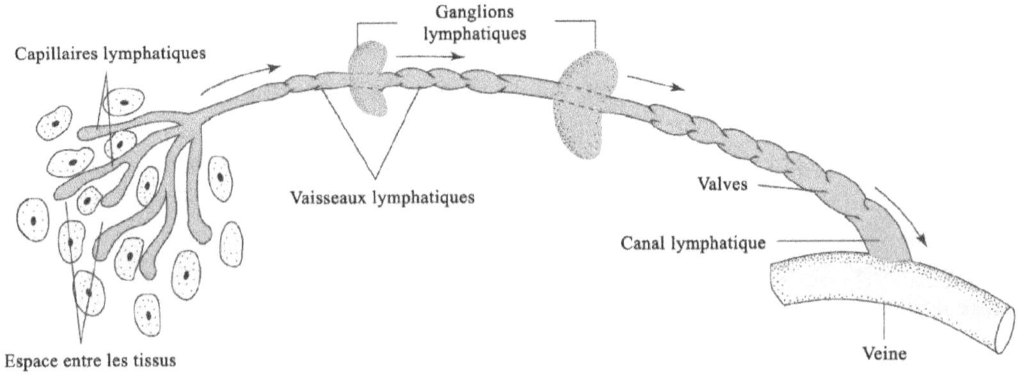

Dans les vaisseaux lymphatiques, le flux de lymphe est unidirectionnel et, grâce à la présence de valves, il va aux grosses veines à la racine du cou. Les vaisseaux lymphatiques traversent une série de ganglions lymphatiques avant que la lymphe ne soit drainée dans le système veineux. Les ganglions lymphatiques filtrent la lymphe pour la rendre exempte d'agents pathogènes et d'agents nocifs. Pour cette raison, une fois les vaisseaux formés, ils convergent dans un ganglion lymphatique : la lymphe passe par le premier ganglion lymphatique et le quitte par un autre vaisseau lymphatique qui à son tour entrera dans un autre ganglion lymphatique. Le processus est répété jusqu'à ce qu'il atteigne sa destination finale.
Les plus petits vaisseaux lymphatiques fusionnent pour former des vaisseaux lymphatiques progressivement plus grands appelés canaux lymphatiques, qui se vident dans les veines sous-clavières.

9.1.3.1 Les canaux lymphatiques

Il existe deux groupes principaux de canaux lymphatiques :

- Canal thoracique
- Canal lymphatique droit

Le canal thoracique est le plus grand canal lymphatique du corps humain en raison de sa longueur d'environ 45 cm. Il prend naissance dans la citerne dite Pecquet, au niveau des corps des vertèbres L1 et L2 et se termine dans l'angle entre la veine jugulaire interne gauche et la veine sous-clavière gauche. Il draine la lymphe de tout le corps, à l'exception de la région supérieure droite, où la lymphe est drainée par le canal lymphatique droit.
Il s'ensuit que le canal thoracique draine la lymphe des membres inférieurs, de l'abdomen, de la région thoracique gauche, du membre supérieur gauche et du côté gauche de la tête et du cou.
Le canal lymphatique droit représente un vaisseau lymphatique dilaté d'environ 1 cm de long. Il est situé sur le côté droit de la racine du cou et est formé par l'union de trois vaisseaux : tronc jugulaire droit, tronc sous-clavier droit et tronc broncho-médiastinal droit. Il se termine par une ouverture dans le coin entre la veine brachiocéphalique droite et la veine sous-clavière droite.
Le canal lymphatique droit draine la lymphe du membre supérieur droit, de la région thoracique droite et du côté droit de la tête et du cou.

Approfondissement clinique
Lymphangite : Il est possible que les vaisseaux lymphatiques deviennent enflammés et provoquent une lymphangite. Il en résulte souvent des rayures rouges visibles dans la peau s'étendant du site de l'infection au groupe de ganglions lymphatiques dans lequel ils drainent les vaisseaux lymphatiques.

9.1.3.2 Drainage lymphatique

Les facteurs responsables du drainage de la lymphe par les vaisseaux lymphatiques et les canaux lymphatiques sont les suivants :

- Contraction des muscles lisses dans la paroi du vaisseau lymphatique,
- Pulsation des artères situées près des vaisseaux lymphatiques,

- Action de massage donnée par la contraction des muscles environnants.
- Pression de filtration dans les espaces tissulaires générée par la filtration du fluide des capillaires sanguins.
- Mouvements respiratoires,
- Pression négative dans les veines brachiocéphales.
- Valves à l'intérieur de la lumière des vaisseaux lymphatiques.

9.1.4 Organes lymphoïdes

Les organes lymphoïdes sont constitués de tissus lymphatiques, c'est-à-dire de tissus conjonctifs spécialisés caractérisés par une structure de fibres réticulaires et de cellules réticulaires, de lymphocytes avec leurs plasmocytes et de macrophages.
Une concentration circonscrite de tissu lymphatique est appelée ganglion lymphatique, qui peut être présent à la fois dans le tissu lymphatique et les organes lymphoïdes encapsulés.
Les nodules lymphatiques de la partie centrale peuvent avoir une zone légèrement colorée appelée centre germinal dans laquelle les gros lymphoblastes et plasmablastes sont contenus pour la production de lymphocytes et de plasmocytes. Le centre germinal du ganglion lymphatique ne se développe que lorsque le nodule est exposé à l'antigène.
Les organes lymphoïdes sont classés dans les deux types suivants :

- Organes lymphoïdes primaires, impliqués dans la production de lymphocytes (moelle osseuse et thymus);
- Organes lymphoïdes secondaires, impliqués dans l'activation des lymphocytes et l'initiation d'une réponse immunitaire (ganglions lymphatiques, rate).

9.1.4.1 Ganglions lymphatiques

Les ganglions lymphatiques sont des corps ovales dont la forme ressemble à celle d'un haricot ; Ils mesurent entre 0,1 et 2,5 cm de long et sont situés le long du parcours des vaisseaux lymphatiques. La lymphe traverse un certain nombre de ganglions lymphatiques (généralement 8-10) avant d'atteindre les grands canaux lymphatiques. La

taille des ganglions lymphatiques varie de la taille d'une tête d'épingle à la taille d'un gros haricot. Les ganglions lymphatiques sont roses chez les individus vivants.
Les ganglions lymphatiques qui drainent la lymphe des poumons sont noirs en raison de la rétention des particules de carbone inhalées, ceux qui drainent l'intestin grêle sont de couleur blanche en raison de la rétention de graisse.
Dans certaines régions du corps, les ganglions lymphatiques ont tendance à se présenter sous forme de grappes ou de grappes. Quelques exemples sont les ganglions lymphatiques cervicaux dans le cou, les nodules axillaires dans le membre supérieur ou les nodules inguinaux dans le membre inférieur.
Les ganglions lymphatiques superficiels sont disposés le long des veines au niveau de la couche superficielle et dans la peau, tandis que les ganglions lymphatiques profonds sont situés le long des artères dans la partie la plus interne du couche profond.
Dans le corps humain adulte, il y a 450 ganglions lymphatiques, dont 60 à 70 dans la région tête-cou, 100 dans la poitrine et 250 dans l'abdomen et le bassin.

Structure des ganglions lymphatiques

Les ganglions lymphatiques ont une légère dépression latérale appelée hile. De nombreux vaisseaux lymphatiques afférents accèdent à la région périphérique de la glande, tandis qu'un seul vaisseau lymphatique efférent quitte la glande par le hile. Le hile est également le canal d'accès à l'artère et de sortie de la veine. Chaque ganglion lymphatique est constitué d'une capsule fibreuse et d'une substance glandulaire appelée parenchyme.

- La capsule fibreuse tapisse tout le nodule et est séparée de la substance glandulaire par un espace sous-capsulaire appelé sinus sous-capsulaire. Un certain nombre de trabécules s'étendent de la capsule à la substance de la glande, elles sont accompagnées d'espaces paratrabéculaires continus avec le sinus sous-capsulaire. Les vaisseaux lymphatiques afférents percent la capsule et s'écoulent dans le sinus sous-capsulaire. À partir du sinus sous-capsulaire, la lymphe s'écoule à travers une série de canaux interconnectés, les sinus cortical et médullaire, dans le hile du nœud à partir duquel naît le seul vaisseau lymphatique efférent.

- Parenchyme La substance glandulaire est divisée en deux parties : une partie externe appelée cortex et une partie interne appelée moelle. La partie externe du cortex, appelée cortex superficiel, contient des lymphocytes B qui forment un nombre variable de follicules et de nodules lymphoïdes densément concentrés. Beaucoup de ces nodules présentent des régions centrales moins denses (centres germinaux). Les follicules lymphoïdes sans centres germinaux sont appelés nodules primaires et ceux avec centres germinaux sont appelés nodules secondaires. La partie périphérique du nodule est constituée de petits lymphocytes et de plasmocytes. La partie interne du cortex (paracortex) contient des lymphocytes T, ces derniers ne s'organisent pas pour former des nodules lymphoïdes. La moelle contient un réseau de cordons de cellules anastomoses appelées cordons médullaires. Les cellules à l'intérieur des cordons médullaires sont : les lymphocytes B, les plasmocytes et les macrophages.

- Circulation sanguine
  Le sang atteint le ganglion lymphatique grâce aux artères qui pénètrent par le hile. Ces artères se ramifient dans la moelle et forment des plexus capillaires dans le cortex. Les lymphocytes pénètrent dans les ganglions lymphatiques principalement par les artères et laissent le sang migrer à travers les parois des veinules postcapillaires.
  Dans le cortex, les artères forment des branches denses d'artérioles et de capillaires dans de nombreuses boucles qui finissent par former des veinules et des veines. Les capillaires sont abondants près des ganglions lymphatiques. Les veines sortent du ganglion lymphatique par son hile.

Fonctions des ganglions lymphatiques

Les principales fonctions des ganglions lymphatiques peuvent être résumées comme suit :

- Lymphe filtrante : lorsque la lymphe traverse le ganglion lymphatique, les particules étrangères, les substances nocives et les agents pathogènes sont éliminés par les activités phagocytaires des macrophages.
- Activer la réponse immunologique : les plasmocytes du ganglion lymphatique produisent des anticorps en réponse à l'infection.
- Production de lymphocytes : Les centres germinaux des nodules lymphatiques à l'intérieur du nœud sont des sites de production de lymphocytes.

- Fournir un portail d'entrée pour les lymphocytes dans les canaux lymphatiques.

Approfondissement clinique

Centres germinatifs : ils sont absents dans la vie embryonnaire et dans la vieillesse. Dans les nodules lymphoïdes, le centre germinal ne se développe qu'après la naissance lorsqu'il est exposé à des antigènes. Le centre germinal régresse lorsque l'infection disparaît. Les nodules lymphoïdes s'atrophient avec l'âge et peuvent être absents à un âge avancé.

Propagation du cancer : les vaisseaux lymphatiques sont les moyens les plus pratiques de propagation des cellules cancéreuses, ils représentent les principales voies par lesquelles le carcinome métastase. Lorsque les cellules cancéreuses pénètrent dans les vaisseaux lymphatiques, elles sont piégées dans les ganglions lymphatiques. Si les cellules cancéreuses fuient des ganglions lymphatiques, elles peuvent atteindre les vaisseaux lymphatiques jusqu'au sang et à d'autres parties du corps. Par conséquent, les ganglions lymphatiques malins (cancéreux) sont souvent enlevés et leurs vaisseaux sont attachés et coupés pour prévenir la propagation du cancer.

Lymphadénite : Il s'agit d'une infection aiguë des ganglions lymphatiques souvent causée par des microbes transportés à l'intérieur de celle-ci à travers la lymphe de la zone d'infection. Dans le processus, les ganglions lymphatiques deviennent enflammés et élargis, ils peuvent donc être perçus par palpation. Les ganglions lymphatiques les plus sujets à l'inflammation sont les ganglions cervicaux, axillaires et inguinaux.

9.1.4.2 Rate

La rate représente le plus grand organe lymphoïde du corps. Il est situé profondément dans l'hypochondre gauche de la cavité abdominale, entre le bas de l'estomac et le diaphragme. C'est un organe violacé et de taille variable, prend généralement la taille d'un poing serré.

Structure de la rate

La rate est constituée de pulpe rouge et blanche, représentant ainsi le ganglion hémolymphe du corps humain. La pulpe blanche est la gaine du tissu lymphatique entourant l'artère centrale, elle a des nodules avec ou sans centres germinaux. Ces nodules sont appelés nodules spléniques.

La pulpe rouge est constituée d'un réseau de cordons spléniques anastomoses (cordes de Billroth). Les cordons spléniques sont constitués de lymphocytes de type B et T, de macrophages et de plasmocytes. Les espaces entre les cordons sont occupés par des sinusoïdes de sang. La rate est recouverte d'une capsule de tissu conjonctif qui envoie des trabécules dans la substance de l'organe, site où elles sont divisées à plusieurs reprises pour former le réseau de cordons. Les antigènes présents dans le sang sont éliminés dans la rate.

Fonctions de la rate

Les principales fonctions de la rate peuvent être résumées comme suit :

- Filtrer le sang des antigènes et des micro-organismes,
- Activation de la réponse inflammatoire aux antigènes circulant dans le sang,
- Production de lymphocytes B et T,
- Élimination des globules rouges âgés et anormaux,
- Élimination des bactéries par phagocytose,
- Formation de cellules sanguines pendant la vie fœtale.

Approfondissement clinique

Splénomégalie S : il s'agit de l'élargissement de la rate et est généralement secondaire à d'autres affections telles que des infections, des troubles circulatoires, des maladies du sang ou des tumeurs malignes.

La rate peut être infectée par des microbes sanguins (paludisme, fièvre typhoïde). Les troubles circulatoires tels que l'obstruction due à la cirrhose du foie entraînent une congestion sanguine dans la rate. Dans les troubles sanguins, tels que la leucémie myéloïde chronique, la rate grossit à une charge de travail supplémentaire associée à l'élimination des cellules sanguines anormales. Enfin, les tumeurs malignes telles que les lymphomes peuvent provoquer des tumeurs métastatiques de la rate.

9.1.4.3 Thymus

Le thymus est un organe-glande bilobé asymétrique situé dans le médiastin supérieur de la cavité thoracique derrière l'haltère du sternum. Il s'étend vers le haut jusqu'à la racine du cou et est dépourvu de capillaires lymphatiques et de nodules lymphoïdes.
Le thymus est l'organe lymphoïde central et est essentiel au développement d'autres organes lymphoïdes. Il est grand et bien développé chez le fœtus et la petite enfance, mais atteint son développement maximal à la puberté, un âge auquel il évolue jusqu'à ce qu'il soit remplacé par du tissu fibro-adipeux.

Structure du thymus

Le thymus est constitué d'une structure de soutien constituée de cellules épithéliales réticulaires et de cellules parenchymateuses, c'est-à-dire de lymphocytes et de macrophages.
Le thymus a une double origine : ses épithéliocytes (cellules épithéliales réticulaires) proviennent de l'endoderme de la troisième poche pharyngée, tandis que ses lymphocytes et macrophages dérivent du mésoderme. Chaque lobe du thymus est divisé en lobules, chacun ayant un cortex plus foncé dans la zone périphérique et une moelle plus claire au centre.
Le cortex est riche en lymphocytes (thymocytes), la partie externe contient de gros lymphocytes immatures (lymphoblastes) qui se divisent par mitose pour produire des clones de petits lymphocytes T, qui sont envoyés profondément dans le cortex. Les épithéliocytes contribuent à la maturation des lymphocytes T grâce à l'hormone thymosine sécrétée par eux. Les lymphocytes T immunocompétents quittent le thymus et, par la circulation, atteignent le tissu lymphoïde périphérique.
La moelle se compose principalement d'épithéliocytes et d'un petit nombre de lymphocytes. La caractéristique la plus importante est donnée par la présence de corpuscules de Hassal, des cellules aplaties disposées concentriquement.

Fonctions du thymus

Le thymus est le site de production des lymphocytes T, il reçoit des cellules souches immunologiquement incompétentes de la moelle osseuse. Dans le thymus, ces cellules se divisent et mûrissent en lymphocytes T, le groupe de lymphocytes spécialisés. Ces cellules quittent le thymus par le sang pour atteindre les ganglions lymphatiques, la rate et d'autres tissus lymphatiques. Les lymphocytes T sont importants pour les réponses

immunologiques cellulaires et humorales. De plus, le thymus sécrète une hormone appelée thymosine qui soutient l'activité des lymphocytes T dans tout le corps.
La production de lymphocytes T est plus prolifique chez les jeunes, une condition essentielle au développement de la fonction immunitaire protectrice. Pour cette raison, le thym pèse environ 10-15 g à la naissance et environ 20-30 g pendant la puberté. Par la suite, il régresse et se transforme en tissu fibro-adipeux.

Approfondissement clinique
Thymus élargi : il est associé à certaines maladies auto-immunes telles que la thyrotoxicose, la maladie d'Addison et la myasthénie grave. Les maladies auto-immunes sont celles dans lesquelles le système immunitaire traite les cellules normales ou les sécrétions du corps comme des antigènes et les détruit.

9.1.4.4 Système épithélium-lymphoïde

Il est constitué de tissu lymphoïde associé à la muqueuse, également désigné par l'acronyme MALT. De grandes quantités de tissu lymphatique non encapsulé sont présentes principalement dans les voies gastro-intestinales, respiratoires et génito-urinaires.
Ces tissus sont généralement divisés en deux catégories : le tissu lymphoïde associé à l'intestin et le tissu lymphoïde associé aux bronches. Les agrégations les plus importantes de tissu lymphoïde et de membrane muqueuse sont observées dans les amygdales pharyngées, les amygdales tubaires, les amygdales palatines, les amygdales linguales et abdominales.

Système réticulo-endothélial

Les cellules de ce système sont sujettes à la phagocytose parce qu'elles collectent, ingèrent et stockent des substances étrangères. Il s'ensuit que les cellules de ce système sont particulièrement importantes pour les mécanismes de défense généraux et locaux.
Le tableau ci-dessous montre les principales cellules constituant le système réticulo-endothélial.

9.1.4.5 Moelle osseuse

La moelle osseuse est un tissu vasculaire mou et pulpeux. Il se compose d'un réseau délicat de tissu réticulaire et de groupes de cellules hématopoïétiques. Pour plus de détails, voir le chapitre 6.

Cellules	Bail
Macrophages	Tissu conjonctif, moelle osseuse, glande surrénale
Péricytes	Capillaires
Monocytes	Sang
Macrophages alvéolaires	Poumons
Cellules réticulaires	Rate et tissu lymphoïde
Cellules de Kupffer	Foie
Microglie	Système nerveux central

Informations clés

Nombre total de ganglions lymphatiques dans le corps humain	Environ 450
Région du corps humain avec présence accrue de ganglions lymphatiques	Région abdominale et bassin
Le plus grand organe lymphoïde du corps humain	Rate
Le seul organe lymphoïde avec des vaisseaux lymphatiques afférents et efférents	Ganglion lymphatique
Tous les organes lymphoïdes du corps humain ont des nodules lymphatiques à l'exception de :	Thym
Tous les organes lymphoïdes de la structure du corps humain sont constitués de cellules réticulaires, à l'exception :	Thymus, dans lequel il se compose d'épithéliocytes
Organe lymphoïde unique pleinement développé à la naissance	Thym
Méthode la plus courante pour la propagation du cancer (métastases)	Vaisseaux lymphatiques

Cellules les plus souvent trouvées dans les organes lymphoïdes	Lymphocytes

Chapitre 10
Système nerveux

Introduction

Le système nerveux intègre et contrôle les activités de tous les autres systèmes du corps, ses principales fonctions comprennent :

- Réception de stimuli de l'intérieur et de l'extérieur du corps ;
- Intégration de l'information sensorielle ;
- Initiation et exécution des réponses motrices ;
- Assimilation de l'expérience, exigence essentielle pour la mémoire, l'apprentissage et l'intelligence.

Grâce à ces fonctions, un individu est capable de protéger l'environnement interne de l'organisme et de réagir aux changements de l'environnement externe. Toutes les activités du système nerveux, simples ou complexes, impliquent trois facteurs ou éléments neuronaux : la réception, l'intégration et la réponse.
Chez les humains, l'élément intégratif montre le plus haut degré de développement et pour cette raison, ils sont considérés comme les animaux les plus intelligents du règne animal.

10.1 Subdivision du système nerveux

Cette division peut avoir lieu sur une base anatomique ou fonctionnelle.

10.1.1 Subdivision anatomique

La subdivision anatomique permet d'identifier deux groupes principaux :

- le système nerveux central (SNC), qui comprend le cerveau et la moelle épinière;
- Système nerveux périphérique (SNP), qui comprend toutes les structures neurales en dehors du SNC, à savoir :
    - Nerfs périphériques (12 paires de nerfs crâniens et 31 paires de nerfs spinaux),
    - Ganglions (autonomie et sensorialité),
    - Système nerveux autonome (système nerveux sympathique et parasympathique).

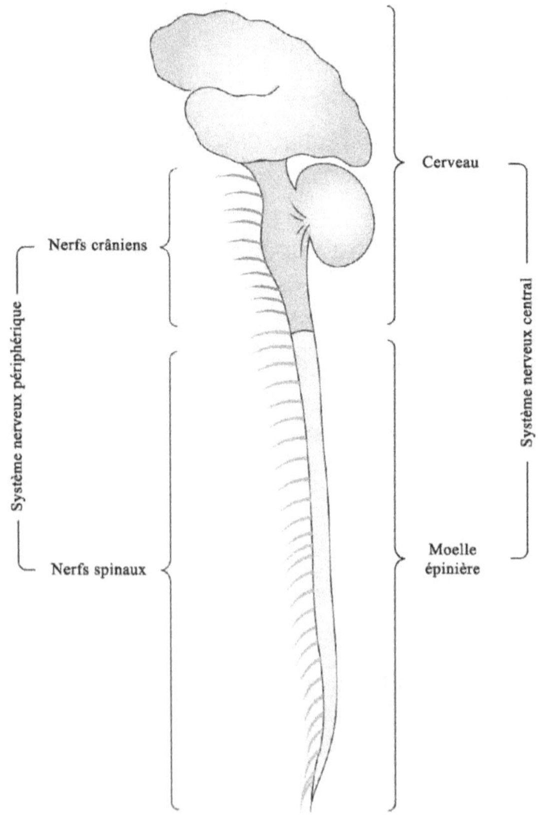

10.1.2 Subdivision fonctionnelle

La subdivision fonctionnelle, quant à elle, permet d'identifier deux catégories :

- Division afférente (sensorielle), qui transmet des informations au SNC ;
- Division efférente (motrice), qui est le moteur de contrôle pour les muscles et les glandes. La division efférente est divisée en composantes :
  - Système nerveux somatique : innerve les structures somatiques telles que les muscles squelettiques et est responsable des activités motrices volontaires,
  - Système nerveux autonome : innerve les structures viscérales telles que le muscle cardiaque, les muscles lisses et les glandes. Les activités des viscères sont pour la plupart involontaires.

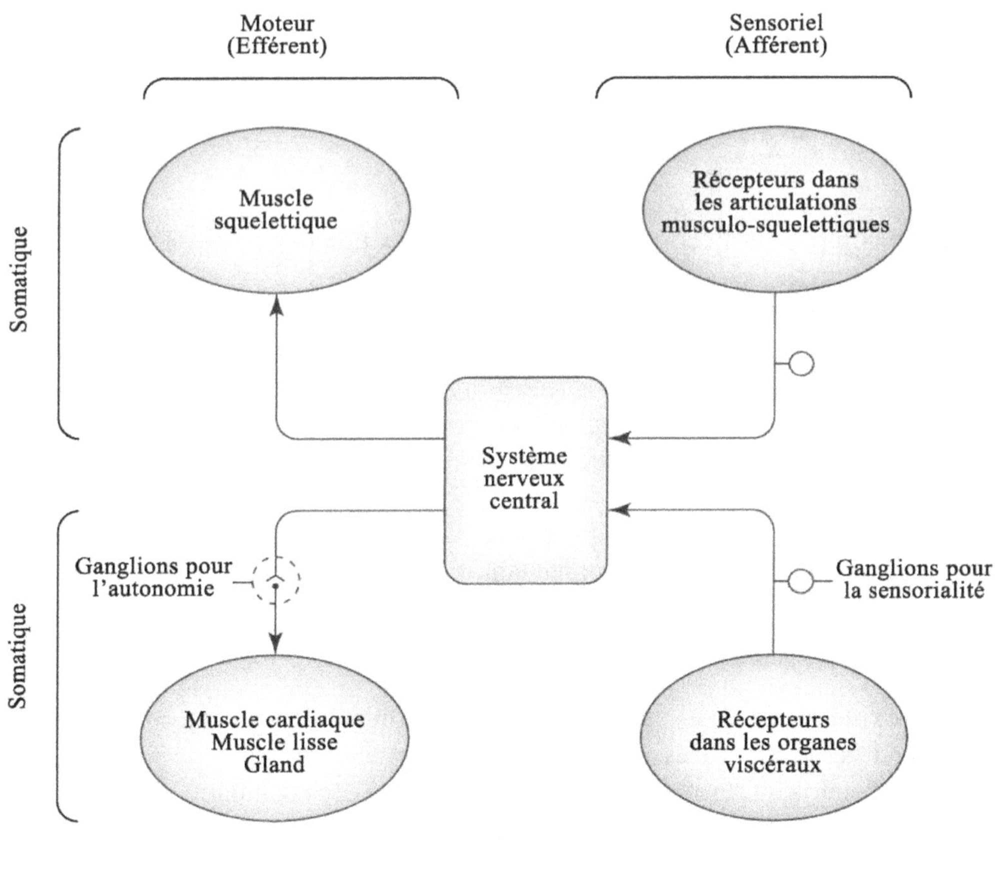

10.2 Organisation structurelle du système nerveux

L'organisation structurelle du système nerveux est très simple car il ne se compose que de deux types de cellules principales : les neurones et la névroglie.
Les neurones sont les unités structurelles et fonctionnelles du système nerveux, tandis que la névroglie fournit un soutien structurel et fonctionnel aux neurones.

10.2.1 Neurones

Les neurones sont les unités structurelles et fonctionnelles du système nerveux. On estime que le nombre de neurones dans le système nerveux est d'environ 100 milliards. Les deux principales propriétés des neurones sont l'excitabilité et la conductivité ; Ils se spécialisent dans la réception, l'intégration, la transformation et la transmission des impulsions. Les neurones sont des cellules hautement différenciées qui ont perdu leur pouvoir de division.

10.2.1.1 Structure des neurones

Le neurone se compose d'un corps cellulaire et de deux processus.

- Corps cellulaire
  Le corps cellulaire est constitué d'une masse de cytoplasme entourée d'une membrane plasmique. Il contient un gros noyau vésiculaire avec un nucléole proéminent. Les deux principales caractéristiques du cytoplasme du neurone sont données par la présence d'une substance chromophile (corps de Nissl) et de neurofibrilles.
  La substance Nissl est composée de grandes agrégations de réticulum endoplasmique rugueux, contenant de l'acide ribonucléique soumis à la synthèse des protéines (neurotransmetteurs). Les neurofibrilles, d'autre part, représentent des filaments filamenteux de protéines.

- Il existe deux types de processus : de nombreux processus courts appelés dendrites et un processus unique appelé axone.
  Les dendrites transmettent des impulsions au corps cellulaire, de sorte qu'elles se ramifient abondamment pour augmenter la zone de réception du neurone.

L'axone représente un seul long processus ; Il ne se branche pas sauf dans la terminaison où il forme le télomère. Ces derniers sont équipés de bornes axonales (boutons de bornes).

10.2.1.2 Classification des neurones

Les neurones peuvent être classés en fonction de plusieurs facteurs, notamment :

- Classification de polarité,
- Classification selon la longueur de l'axone,
- Classification en fonction de la forme du corps cellulaire.

Classification de polarité

Dans cette classification, les neurones peuvent être divisés en :

- Neurones pseudo-unipolaires
  Ces neurones semblent avoir un processus unique qui se divise presque immédiatement en une branche centrale qui agit comme un axone et une branche périphérique qui agit comme une dendrite. La plupart des neurones sensoriels du système nerveux sont pseudo unipolaires. Les neurones pseudo unipolaires sont appelés ainsi parce qu'à l'origine deux processus émergent au même pôle. Mais au cours du développement, deux processus fusionnent pour former un seul processus qui bifurque à une courte distance du corps céleste.
  Sites où ils sont présents : ganglions de la racine postérieure (dorsale) des nerfs spinaux, ganglions sensoriels des nerfs crâniens.

- Neurones bipolaires
  Les neurones bipolaires ont deux processus, un sur chaque pôle. Un processus agit comme une dendrite et l'autre processus agit comme un axone.
  Sites où ils sont présents : rétine de l'œil, épithélium olfactif, ganglions vestibulo-cochléaires.

- Neurones multipolaires
  Ces neurones sont caractérisés par plusieurs dendrites et un seul axone s'étendant du corps cellulaire. Ce sont les neurones les plus commun dans le système nerveux. Sites où ils sont présents : motoneurones qui forment les

faisceaux du cerveau et de la moelle épinière, motoneurones des cellules de la corne antérieure qui forment les nerfs périphériques, motoneurones des ganglions autonomes.

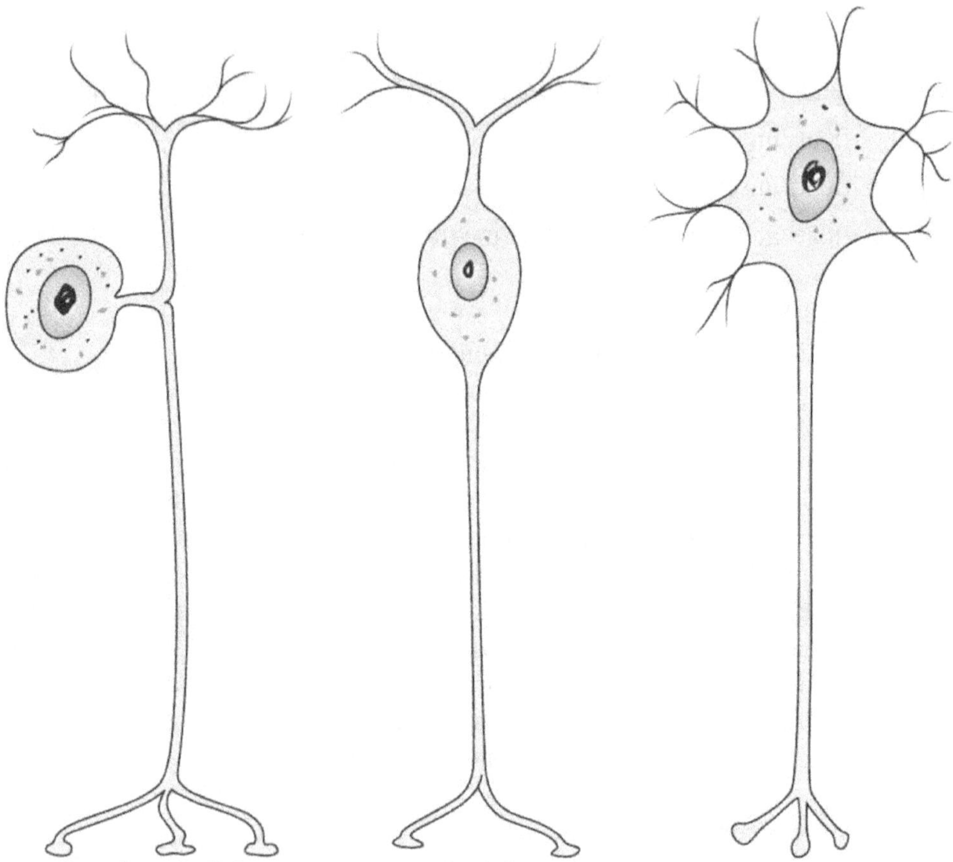

Classification selon la longueur de l'axone

Selon cette classification, les neurones sont divisés en deux groupes :

- Neurones de Golgi de type I

Ce sont des neurones équipés de longs axones pouvant mesurer jusqu'à 1 mètre de long.
Cela comprend les cellules pyramidales du cortex cérébral, les cellules de la corne antérieure de la moelle épinière et les cellules de Purkinje du cervelet.

- Neurones de Golgi de type II (micro neurones)
  Les axones de ces neurones sont courts et morphologiquement similaires aux dendrites, donnant ainsi à ces neurones un aspect en forme d'étoile.

Classification selon la forme du corps cellulaire

Dans cette classification, les neurones peuvent être divisés dans les catégories suivantes :

- Cellules pyramidales
  Dans ces cellules, le corps cellulaire prend une forme pyramidale dans laquelle les dendrites surgissent des coins de l'éon.
  Les cellules pyramidales du cortex moteur de l'hémisphère cérébral en sont des exemples.

- Cellules fusiformes
  Le corps cellulaire est caractérisé par une forme effilée dans laquelle les processus émergent des deux extrémités.
  Les cellules fusiformes du cortex moteur de l'hémisphère cérébral en sont des exemples.

- Cellules pyriformes
  Dans ce groupe, le corps cellulaire est doté d'une forme similaire à celle d'une fiole. Une dendrite provient souvent de l'extrémité supérieure et se divise à plusieurs reprises, tandis que l'axone provient de la base.
  Un exemple de ceci est les cellules de Purkinje du cervelet.

10.2.2 Ganglions

Les ganglions sont recueillis dans les corps cellulaires des neurones à l'extérieur du système nerveux central. Ils peuvent être classés en deux types :

- Ganglions cérébrospinaux
  Ils sont connectés aux fibres nerveuses afférentes sensorielles des nerfs crâniens et spinaux, pour cette raison, ils sont appelés ganglions sensoriels.

- Ganglions autonomes
  Ils sont connectés au système autonome et sont constitués de corps cellulaires de motoneurones multipolaires, pour cette raison, ils sont appelés ganglions moteurs.
  Ils représentent des stations de connexion de fibres préganglionnaires sympathiques et parasympathiques.

Les ganglions sympathiques sont situés loin des viscères qu'ils innervent, tandis que les ganglions parasympathiques sont situés près des viscères qu'ils fournissent.

10.2.3 Névroglie

La Névroglie fournit un soutien structurel et fonctionnel aux axones mais ne joue pas un rôle important dans la propagation des impulsions ou dans le traitement de l'information perçue.
Les neurones sont beaucoup plus nombreux (environ 5 à 10 fois plus) que les neurones et représentent plus de la moitié du poids du cerveau.

10.2.3.1 Structure de la Névroglie

Les Névroglies sont des cellules hautement ramifiées qui occupent les espaces entre les neurones pour fournir un microenvironnement approprié à l'activité neuronale. Le tissu nerveux, en fait, n'a pas de matrice intercellulaire.

10.2.3.2 Classification de la Névroglie

Ils peuvent être classés en fonction de leur position, de leur origine et de leur fonction.

- Névroglie dans le SNC
  - *Astrocytes :* ils sont les plus grands et les plus nombreux. Ils sont en forme d'étoile et ont de nombreux processus de type dendrite dont les extrémités ont de petits renflements appelés pédicelles. Ces derniers forment un manchon autour des capillaires et, avec la paroi endothéliale du capillaire, forment la barrière hémato-encéphalique. Les astrocytes sont de deux types : protoplasmique (dans la matière grise) et fibreux (dans la substance blanche).
  - *Oligodendrocytes :* ils sont plus petits que les astrocytes et, comme leur nom l'indique, ont moins de processus. Les oligodendrocytes forment la gaine de myéline autour des fibres du SNC.
  - *Cellules épendymaires :* Ce sont des cellules qui tapissent les ventricules du cerveau et le canal central de la moelle épinière.
  - *Microglie :* représentent les plus petites cellules gliales. Ce sont des cellules phagocytaires dérivées du mésoderme.

- Névroglie dans le SNC
  - Cellules satellites (capsulaires) : ce sont des cellules qui entourent les corps cellulaires des noyaux gris géniaux sensoriels et autonomes, auxquels elles apportent soutien et nourriture.
  - Cellules de Schwann ou neurolemmocytes : ce sont des cellules qui forment la gaine de myéline autour des fibres nerveuses du système nerveux périphérique.

10.2.3.3 Fonctions de la Névroglie

Les fonctions exercées par les cellules neurogliales sont les suivantes :

- Fournir un soutien structurel et fonctionnel aux neurones,
- Soutenir la formation de la barrière hémato-encéphalique,
- Engloutir des substances étrangères,
- Produire du liquide céphalorachidien,
- Former des gaines de myéline autour des axones.

10.2.4 Fibres nerveuses

L'axone de la cellule nerveuse est appelé la fibre nerveuse. Les faisceaux de fibres nerveuses dans le système nerveux central sont appelés tractus, tandis que les faisceaux de fibres nerveuses dans le système nerveux périphérique sont appelés nerfs périphériques ou simplement nerfs.

Les fibres nerveuses situées dans le système nerveux peuvent être de deux types :

- Fibres nerveuses myélinisées,
- Fibres nerveuses non myélinisées.

10.2.4.1 Myélinisation des fibres nerveuses

Les fibres du SNC sont myélinisées par les oligodendrocytes et les fibres SNP sont myélinisées par les cellules de Schwann.

La myélinisation d'une fibre nerveuse périphérique se produit par le processus suivant :

1. Les cellules de Schwann sont disposées en séquence le long de la fibre nerveuse qui les invagine formant les mésaxones.
2. Chaque cellule de Schwann tourne plusieurs fois autour de la fibre nerveuse, par conséquent le mésaxone est enroulé à plusieurs reprises autour de l'axone et le cytoplasme est extrudé dans le corps cellulaire de Schwann.
3. La gaine de myéline est constituée de nombreuses couches de membrane plasmique constituées de protéines lipidiques blanches, qui donnent un aspect blanchâtre à la fibre. La surface externe de la gaine de myéline est enfermée dans une glycoprotéine qui forme une gaine de myéline neurolemme.
4. Chaque cellule de Schwann ne produisent que 1 mm d'axone, laissant ainsi des espaces dans la gaine de myéline dans laquelle l'axone est exposé à l'extérieur. Ces lacunes sont appelées nœuds Ranvier.

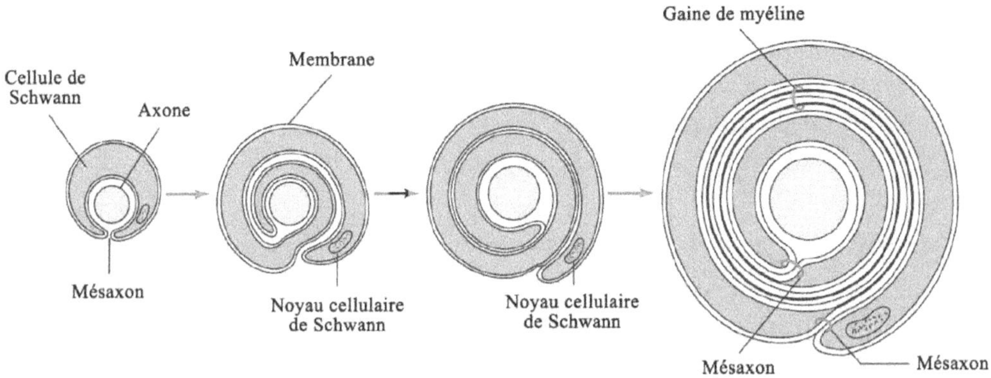

Les fibres du SNC sont myélinisées par les oligodendrocytes. Contrairement aux cellules de Schwann qui forment une gaine de myéline autour d'un seul axone, chaque oligodendrocyte a des extensions qui forment une gaine de myéline autour de plusieurs axones.
Les fibres non myélinisées sont à leur tour entourées de cellules de Schwann. Plusieurs axones (15 ou plus) sont invaginés longitudinalement dans le cytoplasme de la cellule de Schwann et sont scellés par la membrane plasmique.

10.2.5 Conduction nerveuse le long de l'axone

Lorsque le nerf est stimulé, la membrane plasmique est dépolarisée et un potentiel d'action est généré, c'est-à-dire une petite charge électrique, qui se propage le long de la membrane plasmique.
Le taux de conduction du potentiel d'action est plus rapide le long des fibres nerveuses myélinisées lorsqu'il saute d'un nœud à l'autre (conduction saltatoire). Le taux de conduction est plus lent dans les fibres non myélinisées car l'avancée du potentiel d'action est constante mais à un taux modéré.

10.2.6 Transmission impulsionnelle

Dans le système nerveux, l'information passe d'un endroit à un autre sous la forme d'un potentiel d'action ou d'un influx nerveux. L'influx nerveux est similaire à une minuscule

charge électrique générée par l'échange d'ions sodium (Na+) et potassium (K+) à travers la membrane plasmique à la suite d'un stimulus.
L'influx nerveux se déplace progressivement le long d'une fibre nerveuse, puis passe à un autre neurone par la synapse.

10.2.7 Synapse

La jonction où l'influx nerveux passe d'un neurone à l'autre s'appelle la synapse. La synapse est le contact entre deux neurones par contiguïté et non par continuité.
Les synapses peuvent être classées en fonction des parties des neurones qui entrent en contact et de la direction de transmission de l'influx nerveux. Spécifiquement :

- Axodendritique (le plus commun)
- Axosomatique
- Dendro-somatique
- Dendro-axonique
- Dendrodendritique
- Axo-axonique

10.2.7.1 Structure des synapses

La synapse est constituée d'un bouton synaptique du neurone présynaptique et de la membrane plasmique du neurone postsynaptique. Le bouton présynaptique contient des vésicules synaptiques remplies de neurotransmetteurs.
Les membranes plasmiques de deux neurones proches l'un de l'autre dans une synapse sont appelées présynaptiques et postsynaptiques. La fissure synaptique représente le petit espace entre ces deux membranes (20-30 nm).

10.2.7.2 Mécanisme de transmission des impulsions à travers la synapse

Lorsque l'influx nerveux atteint le bouton présynaptique, le neurotransmetteur est libéré dans la fente synaptique. Ici, il se lie aux récepteurs situés dans la membrane postsynaptique. Ce processus provoque la dépolarisation de la membrane postsynaptique et la génération conséquente d'un influx nerveux dans la membrane postsynaptique. De cette façon, l'influx nerveux passe d'un neurone à l'autre.

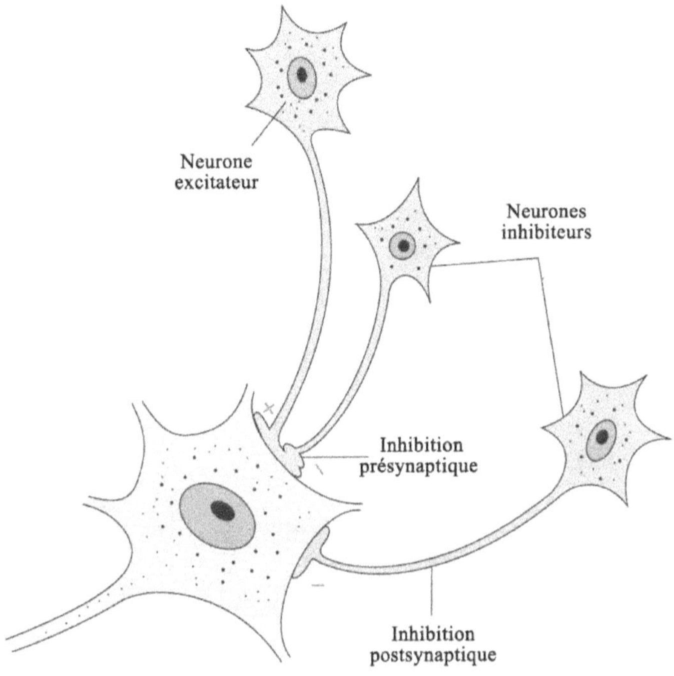

10.2.7.3 Neurotransmetteur

Le neurotransmetteur est un produit chimique impliqué dans la transmission de l'influx nerveux à travers la synapse. Il existe de nombreux neurotransmetteurs, mais le plus commun est l'acétylcholine. Une fois libéré dans la fente synaptique, il se lie aux récepteurs de la membrane postsynaptique pour la dépolariser. L'acétylcholine restante dans la fente synaptique est décomposée en acétate et choline par une enzyme appelée acétylcholine estérase.

Approfondissement clinique

Transmission synaptique : la transmission synaptique peut être endommagée par des médicaments. La caféine est un agent stimulant qui peut augmenter la capacité de transmission le long des synapses.

10.2.8 Nerfs

Généralement, le terme nerf fait référence au nerf périphérique constitué de faisceaux de fibres nerveuses.

10.2.8.1 Structure d'un nerf périphérique

Chaque nerf est constitué de faisceaux de fibres nerveuses et de tissu conjonctif.
Chaque fibre nerveuse est enfermée dans une gaine délicate de tissu conjonctif appelée endonèvre et chaque groupe de fibres nerveuses (elle est entourée d'une gaine de tissu conjonctif appelée périnèvre). Le nerf entier est entouré d'une gaine dense de tissu conjonctif, appelée épinèvre, qui contient des vaisseaux sanguins.
Les trois gaines du tissu conjonctif offrent une résistance mécanique considérable au nerf périphérique et constituent la moitié de la majeure partie du nerf.

10.2.8.2 Classification des nerfs

Les nerfs sont classés en trois catégories principales :

- Nerfs moteurs
- Nerfs sensoriels
- Nerfs mixtes

Les nerfs sensoriels transmettent les impulsions des récepteurs périphériques au SNC.
Les nerfs moteurs transmettent l'impulsion motrice du SNC à l'organe effecteur, qui est le muscle squelettique. La perte d'approvisionnement des nerfs moteurs entraîne une dégénérescence des fibres musculaires squelettiques.
Enfin, le nerf mixte est constitué à la fois de fibres motrices et sensorielles.

10.2.8.3 Réflexe nerveux

Une action réflexe est une réponse automatique à un stimulus non accompagnée d'une pensée consciente. Il s'agit d'une réponse protectrice.
Les structures impliquées pour réaliser ce type de réflexe sont :

- Récepteur sensoriel,

- Neurone afférent (sensoriel),
- Neurone d'association (connecteur),
- Neurone efférent (moteur),
- Organe effecteur.

L'exemple classique d'action réflexe est une donnée du réflexe de rétrécissement, présente par exemple lorsque vous vous piquez le doigt avec une épingle. Dans ces cas, le récepteur sensoriel est stimulé ; L'influx nerveux produit par un stimulus douloureux atteint la moelle épinière par l'intermédiaire d'un neurone afférent. L'impulsion est à son tour transmise au motoneurone via un neurone d'association qui va stimuler les muscles fléchisseurs de la main (organe effecteur). En conséquence, la main s'éloignera de la situation dangereuse.
D'autres réflexes tels que les réflexes oculaires, cardiaques et intestinaux fonctionnent de manière similaire.

10.2.8.4 Types de nerfs périphériques

Les nerfs périphériques peuvent être divisés en deux groupes. Spécifiquement :

- Nerfs crâniens,
- Nerfs spinaux.

Nerfs crâniens

Il y a 12 paires de nerfs crâniens dans le corps qui apparaissent dans la cavité crânienne et sortent par le foramen dans le crâne. Les nerfs crâniens sont désignés par des chiffres romains dans l'ordre de fixation au cerveau dans la direction du crâne caudal. Les 12 paires de nerfs sont les suivantes :

- I Olfactif : il s'agit de l'odorat ;
- II Opticien : concerne le sens de la vue ;
- III Oculomoteur : fournit la plupart des muscles extra-oculaires ;
- IV Trochléaire - fournit un muscle extra-oculaire ;
- V Trijumeau : fournit une innervation sensorielle à la tête et au visage et une nutrition motrice aux muscles de la mastication ;
- VI Abducens : fournit un muscle extra-oculaire ;

- VII Facial : fournit le muscle de l'expression faciale et des glandes salivaires, lacrymale, sous-maxillaire et sublinguale ;
- VIII Vestibulocochléaire - fournit le sens de l'ouïe et de l'équilibre ;
- IX Glossopharyngien : fournit une innervation sensorielle à la langue et au pharynx et une nutrition motrice à un muscle pharyngé ;
- X Vago : fournit une nutrition motrice de l'intestin, du cœur et des voies respiratoires, ainsi que l'innervation sensorielle des viscères de la langue, thoraciques et abdominaux ;
- XI Accessoire : fournit une innervation motrice aux muscles du palais, du pharynx, du larynx et du cou ;
- XII Hypoglosse : fournit une nutrition motrice aux muscles de la langue.

Nerfs spinaux

Dans le corps humain, il y a 31 paires de nerfs spinaux qui proviennent de la moelle épinière à l'intérieur du canal vertébral et sortent par le foramen intervertébral. Les 31 paires de nerfs sont les suivantes :

- Huit paires de nerfs cervicaux (C1 à C8) ;
- Douze paires de nerfs thoraciques (T1 à T12) ;
- Cinq paires de nerfs lombaires (L1 à L5) ;
- Cinq paires de nerfs sacrés (S1 à S5) ;
- Une paire de nerfs coccygiens (C1).

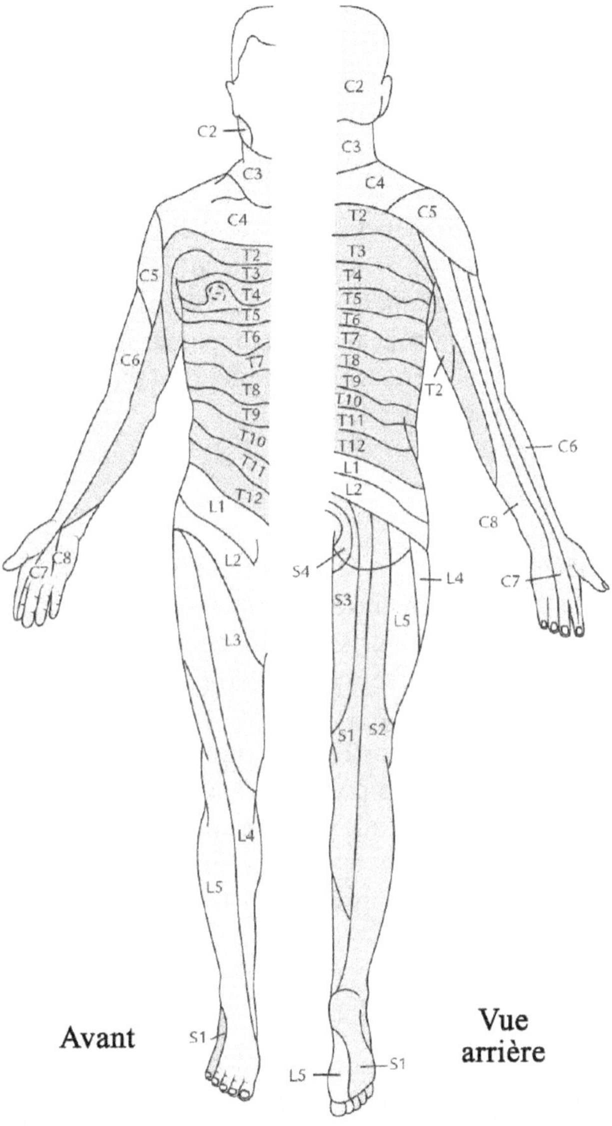

Typiquement, le nerf spinal provient de deux racines dans la moelle épinière : l'antérieure et postérieure. Les deux racines sortent du canal vertébral par le foramen intervertébral puis se rejoignent pour former le tronc nerveux, qui se divise en une petite branche

postérieure et une grande branche antérieure contenant toutes deux des fibres motrices et sensorielles.
La branche postérieure se courbe vers l'arrière autour de la colonne vertébrale pour fournir les muscles du dos et la peau qui couvrent ces muscles. La branche antérieure s'étend antéro-latéralement autour de la paroi du corps pour alimenter les muscles et la peau de la paroi antérolatérale du corps.
Le petit rameau dorsale divise les branches latérale et médiale qui alimentent les muscles ; le grand rameau ventral longe le bord inférieur de la côte correspondante et alimente les muscles intercostaux. Il donne également naissance à des nerfs cutanées latérales et antérieures dans la ligne mi-axillaire et juste latéralement au sternum. La branche cutanée latérale est divisée en branches postérieure et antérieure, tandis que la branche cutanée antérieure se divise en branches latérales et médiales.

Dermatomes

La zone de la peau alimentée par un nerf spinal à travers ses deux branches est appelée dermatome. En raison du chevauchement des dermatomes contigus, l'anesthésie ne se produira pas à moins que plus de deux nerfs spinaux ne soient impliqués. Si une blessure ne concerne qu'un seul nerf spinal, les sensations seront diminuées ou altérées, mais pas complètement perdues.
Dans le tronc, la disposition des dermatomes est simple car chacun d'eux s'étend autour de la paroi du corps, de la ligne médiane postérieure à la ligne médiane antérieure. Dans les membres, l'arrangement est plus complexe, d'une part parce que les nerfs spinaux qui alimentent les membres forment des plexus avant d'innerver la peau, d'autre part parce que les membres tournent pendant la vie embryonnaire.

10.2.8.5 Formation des plexus nerveux spinaux

En général, à l'exception des nerfs thoraciques (T2-T12), les branches primaires antérieures de tous les nerfs spinaux se rejoignent puis se divisent à nouveau pour former un réseau de nerfs appelés plexus nerveux. Les trois principaux plexus nerveux se distinguent par :

- Plexus cervical : formé par les branches primaires antérieures des nerfs spinaux C1, C2, C3 et C4, innerve la tête et le cou ;

- Plexus brachial : formé par les branches primaires antérieures de C6, C7, CS et T1, il innerve le membre supérieur ;
- Plexus lombo-sacré : formé par L1, 12, 13, L4 et S1, S2, S3, innerve le membre inférieur.

10.3 Système nerveux autonome

Le système nerveux autonome contrôle les activités involontaires du corps telles que les activités des muscles lisses, du muscle cardiaque et des glandes.
Le système autonome se compose également de deux composantes : afférente et efférente. Alors que la composante afférente est identique à celle du système nerveux somatique, la composante efférente en diffère. La différence fondamentale est donnée par le fait que les fibres somatiques efférentes passent directement du SNC aux organes somatiques effecteurs (muscles squelettiques), tandis que les fibres autonomes efférentes, avant d'atteindre les organes effecteurs, transmettent dans les ganglions autonomes à l'extérieur du SNC. Par la suite, les fibres dérivées des cellules ganglionnaires fournissent les organes effecteurs. Il s'ensuit que la voie efférente somatique est constituée uniquement de neurones de premier ordre dérivés du SNC, tandis que la voie efférente autonome est constituée de neurones de premier ordre dérivés du SNC et de neurones de second ordre dérivés des ganglions autonomes.
L'influx nerveux passant par les voies motrices autonomes provoque une stimulation ou une inhibition de la sécrétion glandulaire et une contraction ou une relaxation du muscle lisse et cardiaque.

10.3.1 Subdivision du système nerveux autonome

La composante efférente du système nerveux autonome est divisée en deux divisions :
- Système nerveux sympathique,
- Système nerveux parasympathique.

Dans le système nerveux sympathique, les fibres sympathiques préganglionnaires proviennent uniquement de la moelle épinière, qui est la colonne vertébrale latérale grise de la moelle épinière dans les segments T1 à 12.
Le système sympathique peut donc être défini comme un système thoraco-lombaire.
Dans le système nerveux parasympathique, les fibres préganglionnaires sont dérivées du cerveau et de la moelle épinière. Ils quittent le crâne à travers les nerfs crâniens 3°, 7°, 9° et 10°, tandis que dans la moelle épinière, ils proviennent des segments sacrés : 2°, 3° et 4°. Par conséquent, en général, le système parasympathique est appelé système cranio-sacral.
Toutes les régions du corps sont fournies par le système sympathique. Cela ne s'applique pas au système parasympathique, qui n'a qu'une distribution viscérale. Même certains organes internes ne sont pas atteints par le système parasympathique, c'est le cas des glandes surrénales et des gonades.

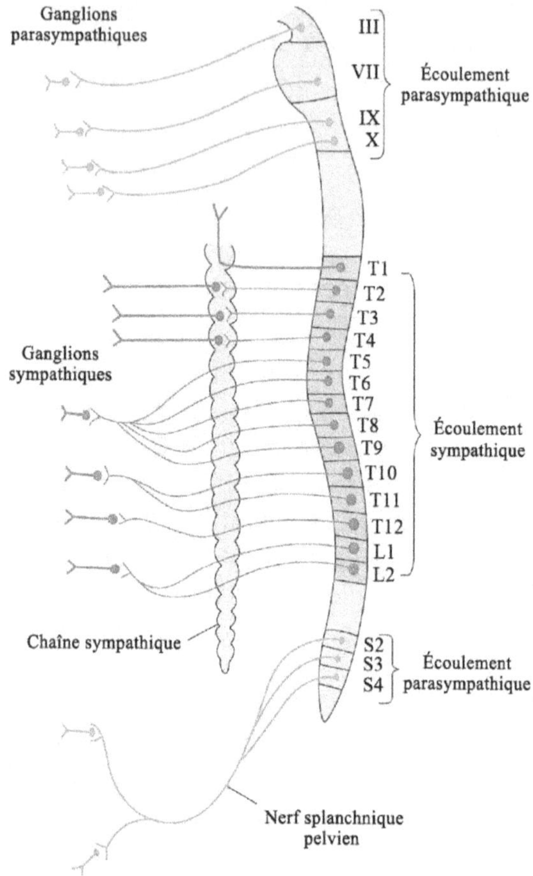

Approfondissement clinique
Effets de l'hyperactivité sympathique et parasympathique : le système sympathique est stimulé en période de stress et de tension. Son hyperactivité provoque : augmentation de la pression artérielle, augmentation du rythme cardiaque (tachycardie), augmentation de la fréquence respiratoire, transpiration, dilatation des pupilles, sécheresse de la bouche, perte d'appétit, constipation.
Au contraire, l'hyperactivité du système parasympathique provoque : diminution du rythme cardiaque (bradycardie), augmentation de la mobilité intestinale, restriction pupillaire.

Informations clés

Propriété la plus importante des neurones	Excitabilité et conductivité
Névroglie plus grande	Astrocytes
Névroglie plus petite	Microglie
Les synapses les plus courantes dans le corps humain	Axo-dendrons
Neurones les plus courants dans le corps humain	Multicœurs
Les corps cellulaires de tous les neurones sensoriels primaires sont situés à l'extérieur du SNC, sauf	Les corps cellulaires des neurones sensoriels primaires qui forment le noyau mésencéphale du nerf trijumeau localisé dans le SNC
Les corps cellulaires de tous les motoneurones sont situés dans le SNC, à l'exception de ceux de	Motoneurones postganglionnaires du système nerveux autonome situés dans les ganglions périphériques.
Nerf crânien plus gros	Nerf trijumeau
Nerf crânien plus long	Nerf vague

Nerf crânien plus petit	Nerf trochléaire

Chapitre 11
Système endocrinien

Introduction

Le système endocrinien est l'un des deux principaux systèmes de contrôle du corps en plus du système nerveux. Il joue un rôle important dans le maintien de l'homéostasie ; les troubles connexes entraînent des conditions cliniques importantes telles que le diabète sucré, le syndrome de Cushing et le dysfonctionnement de la reproduction.
Le système endocrinien se compose de :

- Glandes endocrines, présentes sous forme d'organes distincts et séparés (hypophyse, thyroïde et parathyroïde et) ;
- Masses dispersées de cellules endocrines dans les glandes exocrines, telles que les îlots de Langerhans dans le pancréas, les cellules interstitielles du testicule, le corps jaune de l'ovaire, etc.
- Cellules neuroendocrines diffuses, telles que celles présentes dans l'épithélium de la muqueuse du duodénum.

11.1 Glandes endocrines

Les glandes endocrines sont des glandes sans conduits qui déversent leur sécrétion directement dans la circulation sanguine. La plupart des groupes de cellules glandulaires sont disposés en cordons ou en plaques, ces cordons sont séparés par des sinusoïdes ou des capillaires sanguins.
La sécrétion des glandes endocrines est connue comme une hormone ou un messager chimique qui provoque l'activation ou l'inhibition de tissus et/ou d'organes cibles même éloignés.
Les hormones peuvent être classées dans les quatre types principaux suivants :

- Protéines, telles que l'hormone stimulant la thyroïde, l'hormone de croissance, l'hormone parathyroïdienne, etc.
- Stéroïdes, tels que la testostérone, la progestérone, etc.
- Petits peptides, tels que la vasopressine, l'hormone de libération de la thyroïde, etc.
- Dérivés d'acides aminés, tels que la thyroxine, l'adrénaline, la noradrénaline.

Les glandes endocrines les plus importantes du corps humain sont les suivantes :

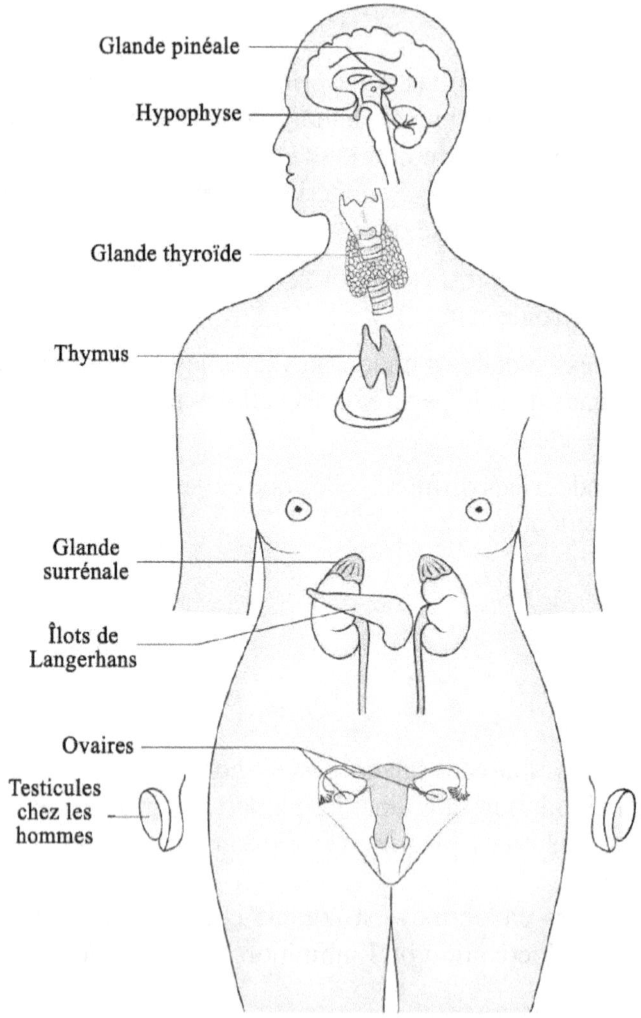

- Hypophyse ou hypophyse cérébrale,
- Glande thyroïde
- Glandes parathyroïdes,
- Glandes surrénales,
- Glande pinéale
- Thym

11.1.1 Hypophyse

L'hypophyse est la glande endocrine la plus complexe. Il est situé dans la fosse osseuse du crâne sous l'hypothalamus et y est relié par un pédoncule de tissu appelé l'infundibulum. Le chiasme optique est lié au toit de la fosse hypophysaire.
L'hypophyse se compose de deux parties distinctes : l'adénohypophyse (hypophyse antérieure) et la neurohypophyse (hypophyse postérieure). Ces deux parties se développent à partir de deux sources complètement différentes, de sorte qu'elles ont des structures et des fonctions différentes. L'adénohypophyse se développe à partir de la muqueuse ectodermique de la cavité buccale primaire et la neurohypophyse de l'hypothalamus.

11.1.1.1 Adénohypophyse

L'adénohypophyse peut être divisée en trois parties :
- Partie distale,
- Partie intermédiaire,
- Partie tubérale.

Partie distale

La partie distale forme la partie principale de l'adénohypophyse et consiste en un cordon de cellules entourées de sinusoïdes, l'arrangement convient à la décharge directe

d'hormones dans la circulation sanguine. Les cellules qui forment les cordons peuvent être chromophobes ou chromophiles.
Les premiers sont plus petits et ont peu d'affinité avec les taches histologiques, ont peu de cytoplasme généralement dépourvu de granules. Les chromophobes représentent la phase inactive des chromophiles. En revanche, les chromophiles sont colorables et plus grands, et possèdent des granules sécrétoires. Les chromophiles sont de deux types : acidophiles et basophiles.
Selon leur fonction, les acidophiles sont classés en trois groupes :

- *Somatotropes :* régulent la croissance du corps en sécrétant de la GH (hormone de croissance),
- *Corticostéroïdes :* agissent sur les glandes surrénales en sécrétant de l'ACTH (hormone adrénocorticotrope,
- *Mammotrope :* il agit sur les glandes mammaires en sécrétant l'hormone prolactine.

Les basophiles, à leur tour, peuvent être divisés en fonction de leur fonction :

- *Thyréotrope :* agir sur la thyroïde en sécrétant de la TSH (hormone stimulant la thyroïde),
- *Gonadotropes :* ils agissent sur les gonades en sécrétant de la FSH (hormone folliculostimulante), de la LH (hormone lutéinisante) dans le sexe féminin et de l'ICSH (hormone stimulant les cellules interstitielles) dans le sexe masculin.

Partie intermédiaire

Il représente une zone étroite constituée de petites cellules et est séparée de la partie distale par une fissure intergranulaire. Les cellules du milieu sécrètent l'hormone stimulant les mélanocytes (MSH).

Partie tubérale

C'est une extension de la partie distale caractérisée par une forme tubulaire qui se tourne vers le haut et entoure une partie de l'infundibulum. Les cellules à l'intérieur sont basophiles et contiennent des granules. La fonction de la partie tubérale est incertaine.

Approfondissement clinique

Effets de l'hypersécrétion hypophysaire antérieure : l'hypersécrétion de l'hormone de croissance (GH) de l'hypophyse antérieure conduit au gigantisme et à l'acromégalie. La cause la plus fréquente d'hypersécrétion de GH est la tumeur hypophysaire. Une sécrétion excessive de GH entraîne une croissance osseuse excessive, une hypertrophie des organes internes et une croissance de l'excès de tissu conjonctif.

Gigantisme : se produit lorsqu'il y a une sécrétion excessive de GH lorsque les cartilages épiphysaires des os longs sont encore en croissance. Le résultat est une croissance exagérée et prolongée des os longs entraînant un gigantisme. Les personnes touchées sont anormalement grandes.
Acromégalie : se produit lorsqu'il y a une sécrétion excessive de GH après l'ossification est complète. L'individu affecté présente les caractéristiques suivantes : mâchoire proéminente et crêtes osseuses lourdes au-dessus des yeux, diamètre accru des doigts, des orteils, des mains et des pieds, pas de bulbeux ou de large aso, langue élargie, pas d'augmentation de la taille.

Effets de l'hyposécrétion hypophysaire antérieure : L'hyposécrétion de GH de l'hypophyse antérieure chez les nourrissons et les enfants conduit au nanisme.
Nanisme hypophysaire : dans cette condition médicale, la personne affectée est de petite taille mais est bien proportionnée et son développement mental n'est pas affecté.

11.1.1.2 Neurohypophyse

Du point de vue du développement, la neurohypophyse se produit comme une excroissance ventrale du plancher du diencéphale ne contenant pas de neurones. Il se compose d'un infundibulum étroit et d'une partie nerveuse enflée.
La partie nerveuse est constituée de cellules appelées pituicites et de fibres nerveuses non myélinisées qui proviennent des corps cellulaires des neurones situés dans l'hypothalamus. La partie nerveuse ne sécrète aucune hormone mais agit comme un dépôt pour la conservation des hormones (hormone antidiurétique et ocytocine) sécrétées dans l'hypothalamus. L'ocytocine stimule la contraction des muscles utérins pendant la dernière partie de la grossesse et effectue également une action contractile sur les cellules myoépithéliales des alvéoles et des canaux de la glande mammaire, favorisant l'expulsion du lait maternel. L'hormone antidiurétique (ADH), également connue sous le nom de vasopressine, augmente la perméabilité des tubules rénaux pour la réabsorption de l'eau, inhibant ainsi la diurèse.
La fonction la plus importante de l'hormone antidiurétique (ADH) est de conserver l'eau dans le corps. Un échec de la sécrétion d'ADH produit une condition clinique appelée

diabète insipide qui se présente cliniquement sous la forme d'un passage de grandes quantités d'urine (5-10 litres par jour) et d'une soif excessive.

11.1.1.3 Circulation sanguine dans l'hypophyse

L'hypophyse est alimentée par les artères hypophysaires supérieures et inférieures par l'artère carotide interne. Le flux artériel de la partie antérieure est donné par la circulation porte hypothalamo-hypophysaire.

Au début, les artères hypophysaires supérieures se divisent d'abord en capillaires pour absorber les hormones libérées par l'hypothalamus. Par la suite, les capillaires se réunissent pour former des vaisseaux qui se brisent à nouveau en capillaires à l'avant, libérant des hormones dans les sinusoïdes de l'avant.

11.1.2 Glande thyroïde

La thyroïde est la plus grande glande endocrine du corps humain. Il est situé dans la partie inférieure du cou et se compose de deux lobes latéraux reliés par un isthme. Les lobes sont de forme conique et sont placés sur les côtés de la partie supérieure de la trachée et de la partie inférieure du larynx. L'isthme s'étend sur la surface antérieure de la trachée devant les 3e et 4e anneaux trachéaux.

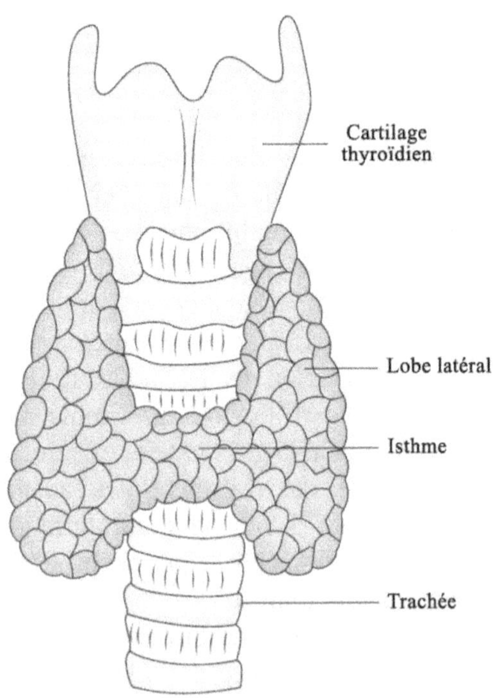

La structure unitaire de la glande thyroïde est appelée le follicule, elle consiste en une couche de cellules épithéliales cuboïdes qui entourent une cavité remplie de substance colloïdale.

Les cellules parafolliculaires sont situées dans un réseau délicat de tissu conjonctif entre les follicules et entre les cellules qui composent la paroi folliculaire.

Les cellules thyroïdiennes se développent à partir de deux sources différentes :

- Les cellules folliculaires se développent à partir des cellules endodermiques du canal thyréoglosse,
- Les cellules parafolliculaires se développent à partir de la crête neurale.

11.1.2.1 Hormones sécrétées par la thyroïde

La thyroïde sécrète trois hormones :

- T3 (triiodothyronine ou thyroxine) sécrétée par les cellules cuboïdes des follicules thyroïdiens,
- T4 (tétraïodothyronine ou thyroxine) sécrétée par les cellules cuboïdes des follicules thyroïdiens,
- Calcitonine (thyrocalcitonine) sécrétée par les cellules parafolliculaires.

La thyroxine constitue la plupart des hormones sécrétées par la thyroïde et comprend principalement les hormones T3 et T4. Ces derniers sont essentiels pour la croissance psychosomatique du corps et pour le maintien du BMR (taux métabolique basal) du corps. Dans les tissus périphériques, la T4 est convertie en T3 plus active. La croissance et la maturation normales des organes dépendent de l'hormone thyroïdienne.
La calcitonine joue un rôle important dans l'homéostasie du calcium car elle réduit les niveaux de calcium dans le sang lorsqu'il est trop élevé. Son action est opposée à celle de l'hormone parathyroïdienne. La sécrétion d'hormones thyroïdiennes est régulée par la TSH. La diminution des taux sanguins de T3 et de T4 entraîne (par rétroaction négative) une augmentation de la sécrétion de TSH.
L'iode alimentaire est essentiel pour la synthèse des hormones thyroïdiennes T3 et T4.

11.1.2.2 Circulation sanguine dans la thyroïde

La glande thyroïde est richement alimentée en sang. Plus précisément, les artères impliquées sont l'artère thyroïdienne supérieure, qui est une branche de l'artère carotide

externe et l'artère thyroïde inférieure avec une branche du tronc thyréocervical de l'artère sous-clavière.
Le drainage veineux se produit grâce aux veines thyroïdiennes supérieures et moyennes présentes dans la veine jugulaire interne et aux veines thyroïdiennes inférieures de la veine brachiocéphalique.

Approfondissement clinique
Hypothyroïdie : l'hyposécrétion d'hormones thyroïdiennes diminue le taux métabolique. D'un point de vue clinique, il présente une température corporelle basse, un gain de poids, une pression artérielle réduite et une apathie.
Si l'hyposécrétion se produit au cours du développement initial, en plus de la diminution de la vitesse du métabolisme, il existe un développement anormal du système nerveux avec un retard mental conséquent et / ou une petite taille. Une telle condition est causée par une carence en iode maternel.

Goitre : il représente un élargissement de la glande thyroïde. Une hypertrophie de la thyroïde sans signes d'hyperthyroïdie est appelée goitre simple. Il se développe généralement dans des états de carence en iode dans l'alimentation. La carence en iode entraîne une réduction de la sécrétion de T3 et T4. De faibles niveaux de T3 et de T4 stimulent à leur tour la sécrétion de TSH par l'hypophyse. L'augmentation de la sécrétion de TSH provoque une hyperplasie de la glande thyroïde.

Hyperthyroïdie : L'hypersécrétion d'hormones thyroïdiennes augmente le taux métabolique. Cliniquement, il est détectable par une température corporelle élevée, une perte de poids, une pression artérielle élevée, une exophtalmie (saillie des globes oculaires) et une hypertrophie de la thyroïde. Ce syndrome est également connu sous le nom de thyrotoxicose ou maladie de Graves.

11.1.3 Glandes parathyroïdes

La plupart des individus ont quatre glandes parathyroïdes. Ce sont de petits corps ovales de couleur brun jaunâtre. Les deux glandes parathyroïdes (supérieure et inférieure) sont situées sur la surface postérieure de chaque lobe latéral de la thyroïde.
Les cellules des glandes parathyroïdes sont densément regroupées en masses ou cordons plutôt qu'en follicules.

11.1.3.1 Hormones sécrétées par les glandes parathyroïdes

Les glandes parathyroïdes sécrètent l'hormone parathyroïdienne (PTH), aussi appelée hormone parathyroïdienne. Il est important pour maintenir des niveaux appropriés de calcium dans le sang car il mobilise le calcium présent dans les os. L'hormone parathyroïdienne inhibe l'activité ostéoblastique et favorise l'activité osseuse ostéoclastique, elle convertit également la vitamine D en ingrédient actif 1,25-dihydroxycholécalciférol dans le rein, augmentant ainsi l'absorption du calcium dans les reins.
Cependant, il convient de noter qu'une augmentation excessive des taux de calcium dans le sang déprime l'activité parathyroïdienne.
L'hormone parathyroïdienne et la calcitonine agissent de manière complémentaire pour maintenir les niveaux de calcium dans le sang dans une plage normale. Ceci est crucial pour la contraction musculaire, la coagulation du sang et la transmission de l'influx nerveux.

11.1.3.2 Circulation sanguine dans les glandes parathyroïdes

Les glandes parathyroïdes sont alimentées par l'artère thyroïde inférieure.

Approfondissement clinique
Hypoparathyroïdie : Cette condition se produit le plus souvent en raison d'une atrophie ou d'une ablation chirurgicale involontaire des glandes parathyroïdes. Il entraîne une baisse du taux de calcium dans le sang (hypocalcémie) qui provoque une hyperexcitabilité et des spasmes musculaires squelettiques douloureux, provoquant la flexion caractéristique vers l'intérieur des mains, des avant-bras et des pieds. Il en résulte une condition clinique appelée tétanie.

Hyperparathyroïdie : Cette condition se produit le plus souvent en raison d'un adénome parathyroïdien. Il provoque l'ostéoporose et les fractures pathologiques qui en résultent, la formation de calculs rénaux, la faiblesse musculaire et la calcification des tissus mous.

11.1.4 Glandes surrénales

Dans le corps humain, il y a deux glandes surrénales, droite et gauche, chacune située sur le pôle supérieur de chaque rein. La glande surrénale droite a la forme d'un chapeau et la

gauche est de forme semi-lunaire. Comme les reins, les glandes sont rétropéritonéales et entourées de tissu adipeux abondant.
Chaque glande surrénale est un organe composé de deux parties distinctes qui sont évolutives, structurellement et fonctionnellement différentes. Spécifiquement :

- une partie externe, appelée cortex surrénalien,
- Une partie interne, appelée la méda surrénale.

Le cortex surrénalien se développe à partir du mésoderme tandis que la moelle surrénale se développe à partir de la crête neurale.

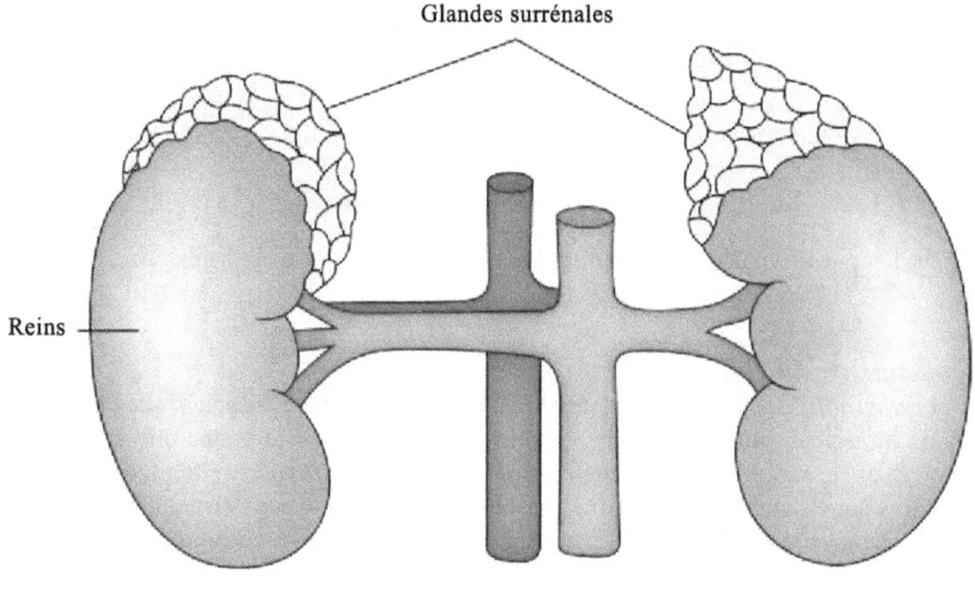

11.1.4.1 Cortex surrénalien

Le cortex surrénalien est la partie la plus externe de la glande surrénale. Il est divisé en trois zones distinctes :

- Zone externe, appelée zone glomérulaire, qui sécrète des hormones minéralocorticoïdes. Un exemple est l'aldostérone qui augmente la réabsorption des ions sodium et la sécrétion d'ions potassium et hydrogène.

- Une zone médiane appelée zone fasciculée, qui sécrète des hormones glucocorticoïdes telles que le cortisol.
- Une zone interne, appelée zone réticulée, qui sécrète des androgènes surrénaliens tels que les hormones sexuelles.

Toutes les hormones (minéralocorticoïdes, glucocorticoïdes et hormones sexuelles) sécrétées par le cortex surrénalien sont classées comme stéroïdes.

11.1.4.2 Médullosurrénale

La moelle surrénale représente la partie interne molle de la glande surrénale. Il se compose de cellules qui sont disposées en groupes anastomoses et sont étroitement associées aux sinusoïdes. Les cellules de la médullosurrénale sont appelées cellules chromaffines parce que les granules sécrétoires dans leur cytoplasme sont spécifiquement colorés en brun lorsqu'ils sont traités avec une solution de chromate de potassium.
Les cellules chromaffines sécrètent des catécholamines de deux types : épinéphrine et noradrénaline. La libération de catécholamines de la moelle est contrôlée par les nerfs sympathiques.
Les sécrétions médullaires résultent de réactions émotionnelles, d'excitation sexuelle ou de stress. En général, les hormones de mémoelle surrénale préparent le corps à une forte activité musculaire et réagissent.

11.1.4.3 Circulation sanguine dans les glandes surrénales

Chaque glande surrénale est alimentée par trois artères : l'artère surrénale supérieure, l'artère surrénale moyenne et l'artère surrénale inférieure.
Le drainage veineux se produit par la veine surrénale droite et la veine surrénale gauche.

Approfondissement clinique
Syndrome de Cushing : c'est une condition clinique qui résulte de l'hypersécrétion du cortex surrénalien par hypersécrétion de cortisol, d'androgènes et d'aldostérone. Les signes et symptômes caractéristiques du syndrome de Cushing sont : accumulation de tissu adipeux dans le visage, le cou et le tronc du corps, augmentation de la glycémie, atrophie du tissu lymphoïde et diminution de la réponse immunitaire.

*Syndrome adrénogénital (*hyperandrogénie surrénalienne*):* Cette condition se produit en raison de l'hypersécrétion d'androgènes surrénaliens et est généralement associée au syndrome de Cushing. Elle se caractérise par le développement précoce de caractères sexuels secondaires chez les garçons et la masculinisation chez les filles.

Phéochromocytome : c'est une tumeur bénigne qui provient des cellules chromaffines de la médullosurrénale. Il provoque une hypersécrétion d'adrénaline et de noradrénaline.

Neuroblastome : c'est une tumeur maligne qui provient des cellules de la moelle surrénale. Il survient chez les nourrissons et les enfants de moins de 15 ans. Les tumeurs qui se développent tôt ont tendance à être très malignes.

11.1.5 Glande pinéale

La glande pinéale est une petite excroissance en forme de cône située à l'extrémité supérieure du diencéphale. Elle est située sous la splénie du corps calleux et est attaché au troisième ventricule. La glande pinéale est de couleur brun rougeâtre et est considérée comme une glande neuroendocrine photosensible.
Il est composé de cellules épithélioïdes appelées pinéalocytes, cellules neurogliales et peut contenir des granules calcaires appelés « sable cérébral ». Il est richement alimenté par des capillaires et des fibres sympathiques.

11.1.5.1 Hormones sécrétées par la glande pinéale

La glande pinéale sécrète deux hormones : la mélatonine et la sérotonine. La sécrétion pinéale est affectée par la lumière, il s'ensuit donc que la sécrétion est plus grande dans l'obscurité et moins dans les moments de lumière.
La mélatonine diminue la sécrétion de l'hormone de libération des gonadotrophines a (GnRH) de l'hypothalamus, inhibant le développement des organes reproducteurs. La sérotonine est un vasodilatateur efficace.
Les concrétions pinéales composées de phosphates de calcium, de phosphate de magnésium et de carbonates commencent à apparaître au cours de l'âge moyen mais ne sont pas indicatives de changements dégénératifs : l'état sécrétoire de la glande n'est pas affecté par l'apparition des concrétions pinéales.

11.1.5.2 Fonctions de la glande pinéale

Les fonctions de la glande pinéale sont contradictoires et pas encore entièrement comprises. Cependant, on attribue à la glande pinéale les fonctions suivantes :

- Coordination des rythmes circadiens et diurnes de nombreux tissus du corps,
- Inhibition de la croissance et du développement des organes sexuels avant la puberté,
- Influence sur les activités de l'adénohypophyse, de la neurohypophyse, du pancréas endocrinien, de la parathyroïde, des glandes surrénales et des gonades.

11.1.5.3 Circulation sanguine dans la glande pinéale

La glande pinéale est alimentée par l'artère choroïdienne postérieure.

Approfondissement clinique
Calcification de la glande pinéale : à l'âge moyen, des dépôts calcaires s'accumulent dans la glande pinéale. La calcification de la glande pinéale est souvent détectable dans les radiographies du crâne.

11.1.6 Thym

Pour plus d'informations sur la structure du thymus, veuillez consulter le chapitre consacré au système lymphatique.

11.1.6.1 Hormones sécrétées par le thymus

Le thymus sécrète une hormone appelée thymosine nécessaire au développement des lymphocytes T pour l'immunité à médiation cellulaire.

11.2 Masses cellulaires endocrines dans les glandes exocrines

En plus de la présence de tissus endocriniens dans des glandes endocrines distinctes telles que l'hypophyse ou la thyroïde, certains tissus endocriniens se produisent sous forme de masses dans une glande exocrine. Les exemples sont les îlots de Langerhans du pancréas, les cellules interstitielles (cellules de Leydig) du testicule et le corps jaune de l'ovaire.

11.2.1 Îlots de Langerhans

Le pancréas est une glande ayant des fonctions exocrines et endocriniennes. La principale fonction exocrine est assurée par les baies pancréatiques qui produisent des enzymes digestives. Sa fonction endocrinienne est assurée par les îlots de Langerhans, masses épithéliales hautement vasculaires dispersées dans le tissu glandulaire exocrine.
Parmi les cellules qui composent cette masse, il y a surtout : les cellules alpha et les cellules bêta, ces dernières beaucoup plus nombreuses que les premières. Les cellules B produisent de l'insuline, qui joue un rôle important dans le métabolisme des glucides. Sans cette hormone, les cellules du corps sont incapables d'utiliser le glucose pour former du glycogène, ce qui entraîne une diminution de la glycémie et une augmentation du taux de glycogène dans le foie. Les cellules A produisent du glucagon. Son effet est opposé à celui de l'insuline. Le glucagon augmente la glycémie en favorisant la glycogénolyse dans le foie.

Approfondissement clinique
Diabète sucré : Il s'agit d'une condition clinique qui résulte d'une carence en insuline. Elle se caractérise par une hyperglycémie et une glycosurie de gravité variable. Cliniquement, il se présente comme une polyphagie (alimentation excessive), une polydipsie (soif excessive) et une polyurie (miction excessive).

11.2.2 Gonade

11.2.2.1 Testicules

Les testicules sont deux petits organes de forme ovoïde situés à l'intérieur du scrotum. Le testicule a des fonctions exocrines et endocriniennes. La fonction exocrine est donnée par la production de spermatozoïdes, tandis que la fonction endocrinienne du testicule est donnée par la production d'hormones stéroïdes telles que la testostérone.
Le testicule est constitué d'un grand nombre de tubules séminifères qui produisent des spermatozoïdes. Entre ces tubules se trouvent des cellules interstitielles lâches également connues sous le nom de cellules de Leydig. Ce sont des cellules endocrines dont la tâche est la production de testostérone, l'hormone mâle.
En plus de stimuler le développement des caractères sexuels secondaires masculins pendant la puberté, les autres fonctions de la testostérone sont les suivantes :

- Soutient le développement des organes reproducteurs mâles pendant la vie embryonnaire,
- Fondamental pour le maintien de la production de spermatozoïdes,
- Influence le comportement,
- Régule la production de GnRH dans l'hypothalamus.

Les cellules de Sertoli dans les tubules séminifères produisent une hormone polypeptidique appelée inhibine qui inhibe la sécrétion de FSH par l'hypophyse antérieure.

11.2.2.2 Ovaire

Les ovaires sont deux petits organes en forme d'amande qui sont situés dans la fosse ovarienne à la paroi pelvienne latérale de chaque côté. Chaque ovaire est attaché à la surface postérieure du ligament large de l'utérus par un court pli péritonéal appelé mésovarium.
En tant que glande endocrine, l'ovaire sécrète les hormones stéroïdes nécessaires pour préparer l'endomètre à l'implantation d'ovules fécondés. Les hormones sont produites par les cellules stromales qui sont disposées en deux zones distinctes autour des follicules ovariens : la zone interne connue sous le nom de thèque folliculaire interne et la zone externe connue sous le nom de thèque folliculaire externe.

Les cellules de la thèque interne sécrètent l'hormone œstrogène qui stimule la prolifération de l'endomètre, tandis que la thèque externe reste petite et compacte et n'a aucune fonction sécrétoire.
Après l'ovulation, les cellules folliculaires changent : elles se divisent et s'élargissent rapidement, puis s'organisent en fibrose pour former le corps jaune. Ce dernier agit comme une glande endocrine. Le corps jaune se compose d'une zone centrale de caillot sanguin et d'une grande zone périphérique constituée de cellules lutéines granulaires jaunes riches en lipides. Les cellules hypertrophiées sécrètent de la progestérone. En cas de fécondation, le corps jaune augmente en taille et continue de sécréter la progestérone nécessaire au maintien de la grossesse jusqu'à la formation du placent.

11.3 Cellules neuroendocrines diffuses

Dans le corps, il y a des cellules neuroendocrines dispersées telles que les cellules juxtaglomérulaires, produisant de la rénine dans les reins, ou des cellules endocrines et entérochromaffines associées à l'intestin, qui sont dispersées dans la couche épithéliale principalement de l'estomac et de l'intestin grêle.
Les cellules entérochromaffines de l'estomac produisent de la gastrine, qui agit sur les glandes du même organe, l'estomac, pour sécréter de l'acide chlorhydrique (HCl) et sur les cellules du duodénum pour produire quatre hormones :

- Sécrétine - provoque la sécrétion du suc pancréatique,
- Cholécystokinine - provoque la sécrétion de bile,
- Pancréozymine (**cholécystokinine**) : provoque la sécrétion d'enzymes pancréatiques,
- Entérogastrone : inhibe le péristaltisme de l'estomac pour réduire sa sécrétion acide.

Informations clés

La glande la plus complexe du corps humain	Hypophyse
La plus grande glande endocrine du corps humain	Glande thyroïde
La glande endocrine la plus vascularisée du corps humain	Glande thyroïde
Toutes les glandes endocrines libèrent leurs sécrétions directement des follicules vers la circulation sanguine sauf :	La glande thyroïde, qui stocke d'abord les sécrétions, puis les libère au besoin

Chapitre 12
Système digestif et respiratoire

Introduction au système digestif

Le système digestif comprend le tube digestif et les organes associés à la digestion, à savoir les dents, la langue, les glandes salivaires, le foie, la vésicule biliaire et le pancréas. Un tel système fournit de l'eau, des électrolytes, des vitamines et des nutriments au corps grâce au soutien du système circulatoire.

Les fonctions et les processus du système digestif sont les suivants :

- Ingestion : consommation de nourriture par la bouche,
- Mastication : mouvements de la mâchoire inférieure lors de la mastication pour hacher les aliments et les mélanger avec de la salive,
- Avaler : avaler les aliments pour qu'ils passent de la bouche à l'estomac,
- Digestion : décomposition chimique de la matière alimentaire,
- Absorption : les molécules nutritives sont absorbées dans le système circulatoire par la membrane muqueuse de l'intestin grêle,
- Péristaltisme - contractions intestinales rythmiques ondulées qui déplacent les aliments dans le tube digestif,
- Défécation : élimination des déchets par l'anus.

12.1 Le tube digestif

Le tube digestif s'étend de la bouche à l'anus. C'est un passage tubulaire d'environ 10 mètres de long. Successivement de l'extrémité proche de l'extrémité distale, ce tube se compose des parties suivantes :

- Bouche (cavité buccale) - Pharunx - Estomac

- Intestin grêle
- Gros Intestin
- Intestin rectal
- Canal

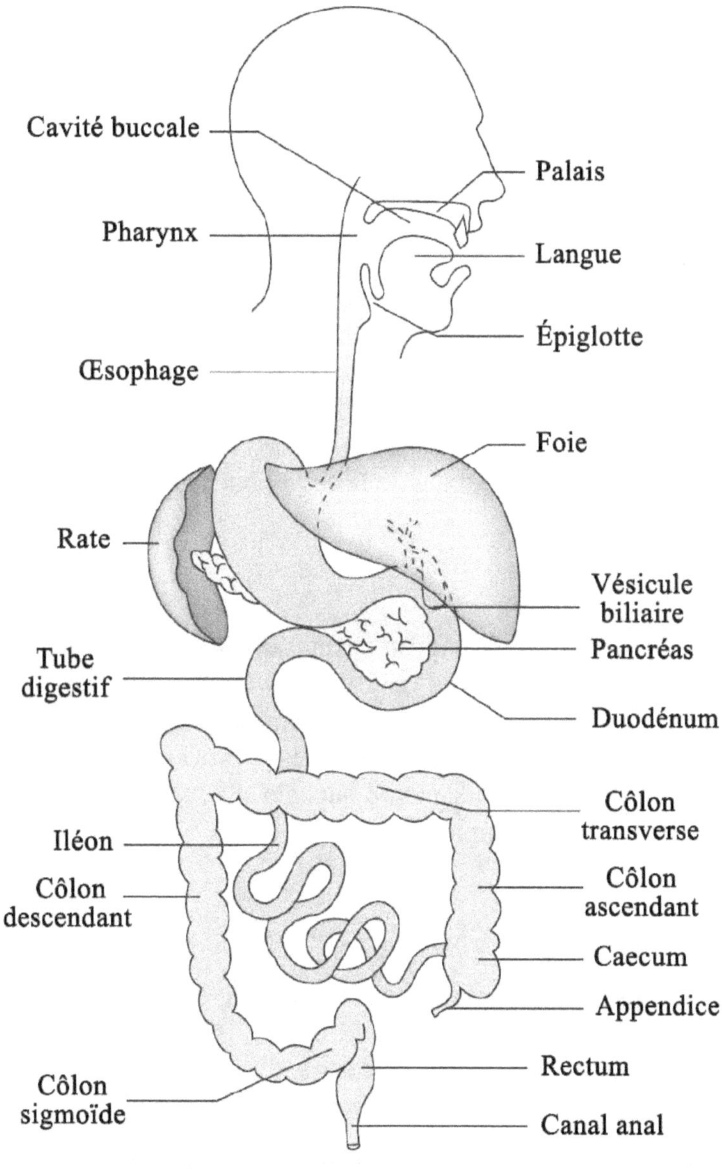

12.1.1 Bouche (cavité buccale)

La bouche représente la première partie du tube digestif. Il est délimité antérieurement par les lèvres, latéralement par les joues, supérieur par le palais et inférieur par un plancher musclé. La cavité buccale communique à l'extérieur par une fissure entre les lèvres supérieure et inférieure, appelée orifice buccal, et à l'intérieur par les mâchoires du pharynx.

La cavité buccale est divisée en deux parties : le vestibule et la cavité buccale proprement dite.

Le vestibule est un espace en forme de fer à cheval à l'extérieur des gencives et des dents et à l'intérieur des lèvres et des joues.

La cavité buccale elle-même est délimitée par l'espace à l'intérieur des dents et des gencives. Il contient une langue qui est attachée à son sol. Les dents forment deux arcades dentaires, l'une dans la mâchoire supérieure et l'autre dans la mâchoire inférieure.

La cavité buccale est tapissée d'épithélium protecteur stratifié squameux non kératinisé. La muqueuse du palais, des lèvres et des joues contient de minuscules glandes salivaires qui maintiennent la muqueuse épithéliale de la cavité buccale humide.

12.1.1.1 Lèvres et joues

Les lèvres sont des plis musculaires protégeant l'orifice buccal, tandis que les joues forment les parois latérales de la cavité buccale. Les lèvres et les joues sont tapissées à l'intérieur par la membrane muqueuse et à l'extérieur par la peau.

Les lèvres et les joues jouent un rôle important dans le processus de mastication car elles aident à manipuler les aliments dans la cavité buccale et à maintenir les aliments en place pour un écrasement et une coupe appropriée par les dents.

12.1.1.2 Dents

Les dents sont incrustées dans les cavités du processus alvéolaire de la mandibule et de la mâchoire. Chez un individu adulte, il y a 32 dents, 16 dans chaque mâchoire. Chez l'homme, les dents ne sont remplacées qu'une seule fois (diphyodonte) contrairement aux vertébrés non mammifères où les dents sont constamment remplacées tout au long de la vie (polyphyodontes).

Les dents chez l'homme sont hétérodontes, c'est-à-dire qu'elles varient structurellement et sont adaptées pour manipuler les aliments de différentes manières. Les dents peuvent être classées en :

- Incisives (4 paires, supérieure et inférieure): elles sont en forme de ciseau et conviennent à la découpe et à la tonte des aliments,
- Canines (2 paires, supérieure et inférieure): elles sont en forme de cône et conviennent à la tenue et à la déchirure,
- Prémolaires (4 paires, supérieure et inférieure),
- Molaires (6 paires, supérieure et inférieure).

Les prémolaires et les molaires ont des surfaces arrondies irrégulières appelées cuspides et conviennent au broyage et au broyage des aliments.

12.1.1.3 Langue

La langue est un grand organe musculaire qui occupe la majeure partie de la cavité buccale. Il se compose de deux types de muscles : les muscles intrinsèques, qui sont situés dans la langue elle-même, et les muscles extrinsèques, qui sont externes à la langue mais attachés à elle.
Les muscles intrinsèques sont responsables du changement de forme de la langue, par exemple lors de la déglutition, tandis que les muscles extrinsèques s'occupent du mouvement.
La langue est le principal organe sensoriel du goût : les papilles gustatives sont situées sur la surface dorsale de la langue. La surface ventrale de la langue est recouverte d'une fine membrane muqueuse qui se reflète sur le plancher de la cavité buccale et.
La cavité buccale ainsi que les lèvres et les joues maintiennent les aliments en place pendant la mastication. La langue joue également un rôle important dans l'ingestion de la nourriture et de l'eau.

12.1.2 Pharynx

Le pharynx représente un passage caractérisé par la forme d'un entonnoir d'environ 12,5 cm de long et reliant les cavités buccale et nasale à l'œsophage et au larynx. Il reçoit le

bolus de nourriture de la cavité buccale et le transmet à l'œsophage. La jonction pharyngo-œsophagienne est le site le plus étroit du tube digestif.
À des fins descriptives, le pharynx peut être divisé en trois parties : nasopharynx, oropharynx et laryngopharynx en fonction de l'emplacement de la pièce : derrière la cavité nasale, derrière la cavité buccale et derrière la cavité laryngée, respectivement.
Le nasopharynx fait partie du système respiratoire tandis que le nasopharynx et le laryngopharynx sont des passages communs pour les systèmes respiratoire et digestif.
La musculature du pharynx est constituée de muscles volontaires mais n'est pas sous contrôle volontaire. L'intérieur est tapissé d'épithélium pavimenteux stratifié protecteur.

12.1.3 Œsophage

L'œsophage est un tube musculaire d'environ 25 cm de long qui relie le pharynx à l'estomac. L'œsophage transporte le bol alimentaire du pharynx à l'estomac par des mouvements péristaltiques et représente la partie la plus musculaire du tube digestif. Bien que la musculature de la moitié supérieure de l'œsophage soit constituée de muscles volontaires, ils ne sont pas sous contrôle volontaire. La musculature dans la moitié inférieure est plutôt formée par des muscles involontaires.
La lumière de la partie terminale de l'œsophage est rétrécie en raison de l'épaississement des fibres musculaires circulaires de sa paroi, qui forment le sphincter gastro-œsophagien inférieur dont la tâche est d'empêcher le reflux des aliments de l'estomac dans l'œsophage. La présence de nourriture dans l'œsophage provoque la relaxation du sphincter gastro-œsophagien et permet aux aliments de pénétrer dans l'estomac. La nourriture ingérée prend environ 5-10 secondes pour atteindre l'estomac.
Le sphincter à l'extrémité supérieure de l'œsophage est formé par le muscle cricopharyngé du pharynx qui empêche l'air de passer dans l'œsophage pendant l'inspiration.
La lumière de l'œsophage est tapissée d'épithélium pavimenteux stratifié protecteur non kératinisé.

12.1.4 Estomac

L'estomac représente la partie la plus extensible du tractus gastro-intestinal et est situé dans la région épigastrique de la cavité abdominale sous le diaphragme. C'est une poche en forme de J qui relie l'œsophage au duodénum. La quantité de suc gastrique produite quotidiennement par les cellules sécrétoires appropriées est d'environ 2 litres.
Un tel jus se compose d'eau, de sels minéraux, de mucus, d'acide chlorhydrique, de facteur intrinsèque et de pepsinogènes. L'acide chlorhydrique tue les microbes ingérés et convertit le pepsinogène inactif en pepsine active.
Les principales fonctions de l'estomac peuvent être résumées comme suit :

- Stockage d'aliments mélangés à des sécrétions gastriques,
- Début de la digestion des protéines,
- Déplacement de la nourriture dans l'intestin grêle sous forme de matière pâteuse appelée chyme.

La nourriture est stockée dans l'estomac jusqu'à ce qu'elle passe à un rythme contrôlé dans le duodénum. La sortie de l'estomac, appelée pylore, est protégée par un sphincter résistant de fibres musculaires circulaires (sphincter pylorique).

12.1.5 Intestin grêle

L'intestin grêle est un long tube musculaire creux d'environ 6 mètres qui relie l'estomac au gros intestin. Il est situé au centre de la cavité abdominale entourée par le gros intestin.
L'intestin grêle est divisé en trois parties : le duodénum, le jéjunum et l'iléon.
Le duodénum est un tube caractérisé par une forme de C et une longueur d'environ 25 cm. Ce trait relie le pylore de l'estomac au jeûne. La concavité du duodénum est tournée vers la gauche et est occupée par la tête du pancréas.
Le duodénum reçoit la bile du foie et de la vésicule biliaire par le canal cholédoque et les sécrétions pancréatiques par le canal pancréatique. Ces deux canaux se rejoignent pour former une entrée commune dans le duodénum appelée ampoule hépatopancréatique, qui accède au duodénum par son aspect concave gauche. Dans le duodénum continue la digestion et commence l'absorption de l'eau et des produits digestifs.

Le jéjunum et l'iléon, ensemble, forment l'intestin grêle. Le jéjunum mesure environ 2 mètres de long et s'étend du duodénum à l'iléon. L'iléon mesure environ 3 mètres de long et relie le jéjunum au cæcum (cécum).
L'intestin grêle est soutenu par le mésentère proprement dit mais, comme sa racine ne mesure que 15 cm de long, l'intestin grêle se développe en plis appelés boucles.
La fonction principale de l'intestin grêle est l'absorption des nutriments des aliments digérés. Pour remplir cette fonction, la surface de la muqueuse de l'intestin grêle peut être augmentée en raison de la présence de plis circulaires de la muqueuse et de la sous-muqueuse appelés plis circulaires et grâce à la présence de villosités intestinales. Ces derniers sont des projections de la membrane muqueuse avec une forme de doigt.
Étant donné que l'intestin est exposé à des toxines et à des micro-organismes, il existe pour sa protection des agrégations de tissu lymphoïde dans la muqueuse, appelées plaques de Peyer, qui sont généralement concentrées le long du bord anti-mésentérique. La concentration de plaques de Peyer est la plus élevée dans la partie terminale de l'iléon.

12.1.6 Gros intestin

Le gros intestin mesure 1,5 mètre de long et s'étend de la jonction iléo-cæcale à l'orifice. Il est divisé en les parties suivantes :

- Aveugle et appendice,
- Côlon ascendant
- Côlon transverse,
- Côlon descendant
- Côlon sigmoïde
- Rectum
- Canal

Le gros intestin n'a pas de fonction digestive mais absorbe l'eau et les électrolytes du chyme qu'il reçoit de l'intestin grêle. Au cours de ce processus, des matières fécales sont formées, stockées dans le côlon sigmoïde et finalement évacuées par le rectum et le canal. La membrane muqueuse du gros intestin n'a pas de plis, sauf dans la partie rectale. Il n'y a pas non plus de villosités. Les glandes intestinales sont longues et caractérisées par la présence nombreuse de gobelet et de cellules absorbantes. Dans la couche sous-muqueuse,

plus de tissu lymphoïde est observé que partout ailleurs dans le tube digestif car il représente une défense non spécifique contre les microbes résidents et non résidents.
Après le repas, la motilité du gros intestin augmente et, par conséquent, les matières fécales (matières fécales) sont poussées dans le rectum. La distension du rectum agit comme un stimulus pour initier le réflexe de défécation afin que l'expulsion des déchets se produise.

12.1.7 Glandes digestives

12.1.7.1 Glandes salivaires

Ce sont des glandes accessoires de digestion dont la tâche est la production de salive, qui agit comme un solvant pour nettoyer les dents et dissoudre les éléments chimiques présents dans les aliments ; Il contient également des enzymes (ptyaline, lysozymes, etc.). Ptyalin digère l'amidon, les lysozymes sont bactéricides et les muqueuses lubrifient les aliments et la cavité buccale.
Les glandes salivaires peuvent être classées en deux groupes :

- Glandes salivaires mineures
- Principales glandes salivaires

Les glandes salivaires mineures sont nombreuses et ont la taille d'une tête d'épingle. On les trouve dans les muqueuses du palais, des joues et des lèvres où ils produisent de petites quantités de salive.
Il existe trois paires de glandes salivaires majeures : parotide, sous-maxillaire et sublinguale situées à l'extérieur de la cavité buccale. La glande parotide est plus grande et est située sous et devant l'oreille externe, la glande sous-maxillaire est située à l'intérieur et au-dessous de la mandibule et la glande sublinguale est située sous la membrane muqueuse du plancher de la bouche sur le côté de la langue.
Le canal parotide s'ouvre dans le vestibule de la bouche devant la deuxième molaire supérieure, tandis que le canal sous-maxillaire s'ouvre dans le plancher de la cavité buccale proprement dite sur une papille située derrière les incisives inférieures. Enfin, les canaux sublinguaux, nombreux et petits, s'ouvrent dans le plancher de la bouche sur une crête postérieure à la papille du canal sous-maxillaire.

Approfondissement clinique

Maladies des glandes salivaires : Les maladies les plus courantes affectant les glandes salivaires sont l'infection, la formation de calculs dans la glande sous-maxillaire et les tumeurs de la glande parotide. Les oreillons sont l'affection clinique la plus courante des glandes salivaires.

12.1.8 Foie

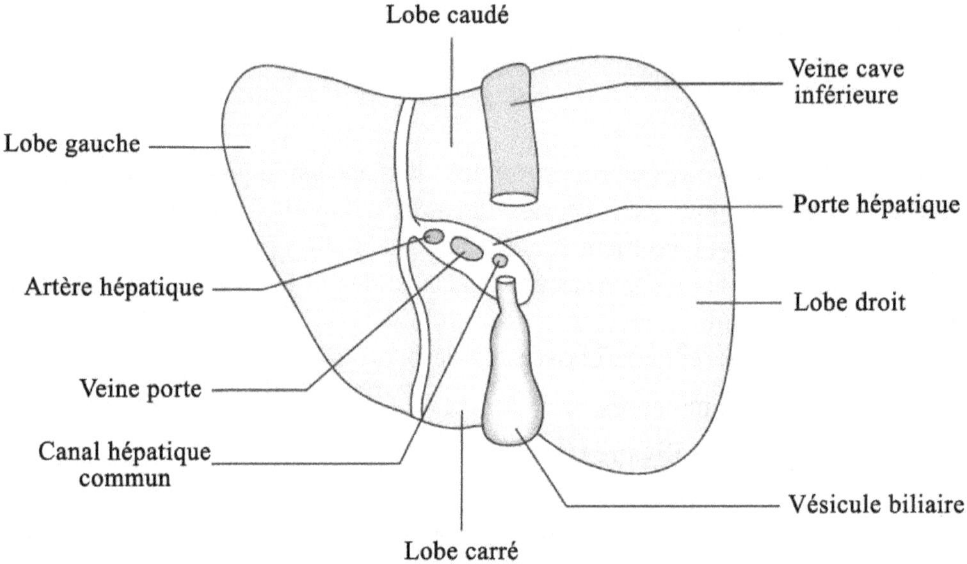

Le foie représente le plus grand organe interne du corps et pèse environ 1 500 grammes chez un adulte. Il est de couleur brun rougeâtre et est situé dans la partie supérieure droite de la cavité abdominale, immédiatement en dessous du diaphragme. Sa forme peut vaguement ressembler à celle d'un triangle avec la base dirigée vers la droite et l'apex pointu qui atteint le 5ème espace intercostal de la ligne mi-claviculaire.

La surface diaphragmatique est reliée au diaphragme et aux parois adjacentes du corps, et sa surface viscérale est reliée aux organes abdominaux. Il est divisé en deux lobes majeurs, gauche et droit, et deux lobes mineurs, caudé et carré. Les vaisseaux, les canaux et les nerfs entrent et sortent du foie par une zone déprimée sur sa surface inférieure. La substance interne du foie est divisée en segments (segments hépatiques) sur la base de la ramification des voies biliaires et des vaisseaux hépatiques.

Le foie a une structure uniforme constituée de feuilles d'anastomose de cellules hépatiques appelées plaques hépatiques et séparées par de grands espaces capillaires appelés sinusoïdes. Ces derniers sont enrobés de cellules phagocytaires de Kupffer.
Les plaques hépatiques sont organisées en unités fonctionnelles appelées lobules hépatiques. Chaque lobule est hexagonal, au centre de chaque lobule il y a une veine centrale, tandis que dans la zone périphérique il y a les branches de la veine porte, l'artère hépatique et le canal biliaire interlobulaire qui forment ensemble la triade porte. Il s'ensuit que le foie est doté d'un double apport sanguin : de l'artère hépatique et de la veine porte. Le sang de la veine porte (riche en nutriments et désoxygéné) et le sang de l'artère hépatique circulent à travers les sinusoïdes et alimentent les cellules hépatiques avant de sortir par les veines hépatiques.
Dans le foie, il y a encore plus petites unités de lobules hépatiques : les baies hépatiques. Chaque raisin est constitué d'une zone de tissu hépatique alimentée par une artériole hépatique qui longe la ligne de jonction de deux lobules hépatiques. À chaque extrémité du raisin se trouve la nervure centrale.
Les cellules hépatiques sécrètent la bile dans des canaux minces appelés canaux biliaires situés dans chaque plaque hépatique. Ces canalicules sont des espaces présents entre les membranes plasmiques des cellules hépatiques adjacentes. Les canalicules biliaires se rejoignent pour former des canaux interlobulaires, qui à leur tour forment des canaux interlobaires plus grands de la triade portale. Les plus grands canaux interlobulaires se rejoignent pour former des canaux hépatiques qui transportent la bile loin du foie.
Les fonctions les plus importantes du foie peuvent être résumées comme suit :

- Permet le métabolisme des glucides, des graisses et des protéines,
- Détoxifie le corps des substances nocives et des médicaments,
- Libère de la bile,
- Produit de la chaleur.

12.1.8.1 Sécrétion biliaire

Le foie sécrète environ 1 litre de bile dans l'arbre biliaire chaque jour. Parmi les constituants de la bile sont les sels biliaires et les pigments biliaires. Les pigments biliaires produisent la couleur caractéristique des matières fécales, tandis que les sels biliaires aident à la digestion des graisses en émulsionnant.

Approfondissement clinique

Maladies hépatiques courantes : comprennent l'hépatite, la cirrhose du foie, l'abcès amibien du foie, les tumeurs, etc. Les maladies du foie sont souvent caractérisées par une jaunisse, qui est une décoloration jaune de la peau causée par un excès de pigments biliaires dans le plasma sanguin.

12.1.9 Vésicule biliaire

La vésicule biliaire est une poche en forme de poire attachée à la surface inférieure du lobe droit du foie. La vésicule biliaire stocke et concentre la bile qu'elle reçoit du foie par les canaux hépatiques et kystiques.
La bile est un liquide vert jaunâtre contenant des sels biliaires et des pigments biliaires. Lorsque le chyme adipeux pénètre dans le duodénum par l'estomac, les glandes intestinales de la muqueuse duodénale libèrent l'hormone appelée cholécystokinine qui induit la contraction de la musculature de la vésicule biliaire et la bile est versée dans le duodénum.

Approfondissement clinique
Calculs biliaires : Une condition clinique courante représente le développement de calculs biliaires. La bile est composée de divers sels, pigments et cholestérol qui se concentrent lorsque l'eau est éliminée. Normalement, le cholestérol reste en solution, mais dans certaines conditions, des cristaux solides appelés calculs biliaires se forment.

12.1.10 Pancréas

Le pancréas est une glande longue, molle et lobulée qui s'étend à travers la paroi abdominale postérieure derrière l'estomac. Il a un extrême plus étendu près du duodénum, un corps situé au centre et une queue effilée près de la rate. Il agit à la fois comme une exocrine et une glande endocrine.
Les baies pancréatiques sécrètent du suc pancréatique (sécrétion exocrine) qui passe au duodénum par le canal pancréatique. Le canal pancréatique rejoint le canal cholédoque pour former l'ampoule de Vater, qui s'ouvre dans la deuxième partie du duodénum. Le suc pancréatique est fortement alcalin (pH = 8) en raison de la présence de carbonates, ce qui permet de neutraliser le chyme acide lorsqu'il pénètre dans le duodénum. Les enzymes du suc pancréatique sont la trypsine, l'amylase et la lipase. La trypsine aide à la digestion

des glucides, l'amylase dans la digestion de l'amidon et la lipase dans la digestion des graisses.
Les îlots pancréatiques de Langerhans sécrètent des hormones, à savoir l'insuline et le glucagon (sécrétion endocrinienne).

Approfondissement clinique
Cancer du pancréas : c'est un cancer extrêmement mortel en raison de ses fonctions exocrines et endocriniennes vitales. De plus, la chirurgie pancréatique est un problème puisque le pancréas est constitué de tissu vasculaire spongieux et difficile à suturer.

12.2 Le système respiratoire

Le système respiratoire est responsable de la respiration, qui est le processus d'inhalation et d'expiration de l'air.
La respiration peut être divisée en quatre processus :

- Circulation de l'air dans et hors des poumons,
- Échange gazeux entre l'air dans les poumons et le sang,
- Transport d'oxygène (O_2) et de dioxyde de carbone (CO_2) dans le sang,
- Utilisation de l'oxygène et production de dioxyde de carbone par les cellules.

Les voies respiratoires permettent à l'oxygène de l'air atmosphérique de pénétrer dans le sang dans les poumons et au dioxyde de carbone de quitter le sang et de pénétrer dans l'air atmosphérique.

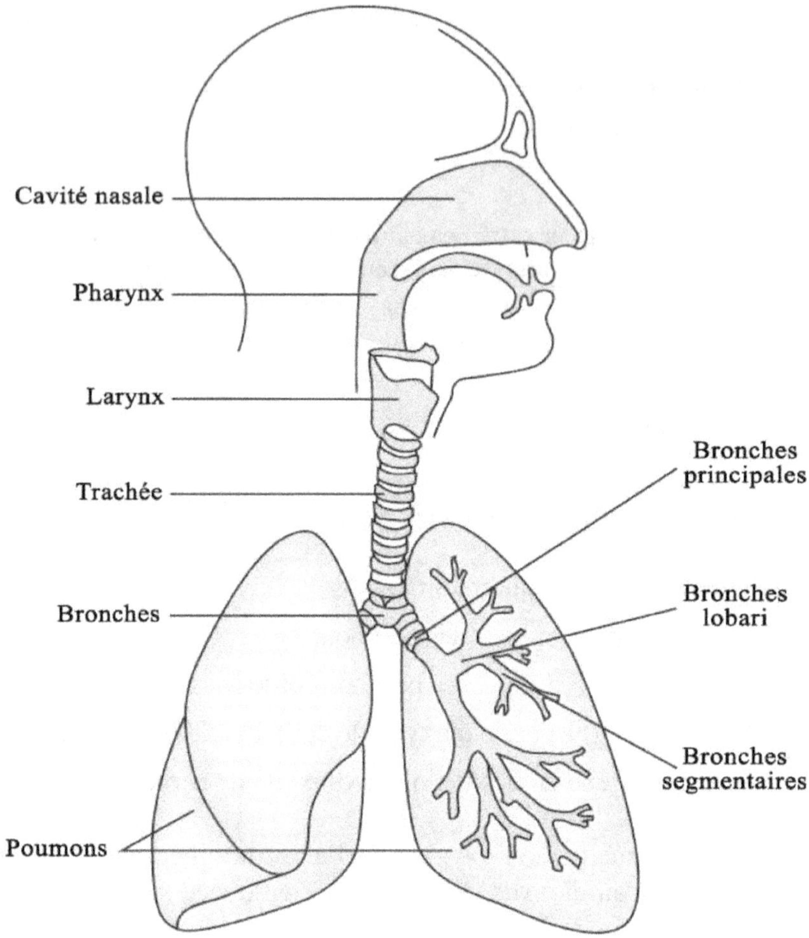

12.3 Parties du système respiratoire

D'un point de vue anatomique, le système respiratoire est essentiellement divisé en deux parties :

- Les voies respiratoires supérieures, qui comprennent les cavités nasales, le pharynx et les structures connexes ;
- Les voies respiratoires inférieures, qui comprennent le larynx, la trachée, les bronches et les poumons.

En analysant le système respiratoire d'un point de vue fonctionnel, cependant, il est possible de diviser le système en deux parties :

- Partie conductrice supérieure, qui comprend les cavités nasales, le pharynx, le larynx, la trachée, les bronches, les bronchioles et les bronchioles terminales ;
- Partie respiratoire inférieure, qui comprend les bronchioles respiratoires, les canaux alvéolaires, les sacs alvéolaires et les alvéoles.

Les principales fonctions des structures qui font partie de la partie conductrice du système respiratoire sont principalement deux : fournir un conduit à travers lequel l'air peut voyager vers et depuis les poumons et conditionner l'air inhalé, ou filtrer, chauffer et humidifier l'air lorsqu'il le traverse.
La fonction principale de la partie respiratoire du système respiratoire est plutôt donnée par l'échange de gaz (oxygène et dioxyde de carbone) entre l'air et le sang dans lequel l'air est absorbé et le dioxyde de carbone est éliminé.
Dans les paragraphes suivants, les composants de la partie conductrice supérieure et de la partie respiratoire inférieure du système respiratoire seront approfondis.

12.3.1 Fosses nasales

La cavité nasale est située à l'intérieur du nez externe. Il est divisé en deux cavités nasales, une droite et une gauche, à partir de la cloison nasale. La paroi latérale de la cavité nasale a trois étagères osseuses incurvées caractéristiques, appelées conques ou cornets, et qui surplombent trois passages antéropostérieurs appelés méat.
Les caractéristiques de la muqueuse de la cavité nasale sont les suivantes :

- Au-dessus de la narine (vestibule) se trouve une petite zone dilatée tapissée de peau (épithélium pavimenteux stratifié) et de poils rugueux appelés vibrisses. Les vibrisses filtrent les grosses particules de poussière qui pourraient être inhalées.
- Dans la partie la plus haute, les parois latérales et médiales se rencontrent et forment un toit étroit (région olfactive) recouvert d'épithélium olfactif spécialisé qui traite de l'odorat.

- La grande zone restante de la cavité nasale (région respiratoire) est tapissée d'épithélium cylindrique cilié pseudostratifié avec des cellules caliciformes appelées épithélium respiratoire.

Les particules fines telles que la poussière, le pollen ou la fumée sont piégées dans la muqueuse humide de la cavité nasale. Les cils sont des poils microscopiques ressemblant à des projections provenant de surfaces cellulaires qui diffusent du mucus et y emmêlent des particules étrangères. La membrane muqueuse qui recouvre le bassin inférieur et moyen contient des sinus veineux dilatables appelés corps caverneux qui chauffent et humidifient l'air inhalé.
Il s'ensuit que les fonctions respiratoires du nez sont : chauffer, humidifier et filtrer l'air.

Approfondissement clinique
Rhinorrhée : les réactions allergiques et l'inflammation de la muqueuse nasale entraînent une accumulation anormale de sang dans les cavités nasales, entraînant des difficultés respiratoires nasales et une sécrétion excessive d'exsudats aqueux du nez (rhinorrhée).

12.3.2 Pharynx

Le pharynx est un tube fibromusculaire en forme d'entonnoir qui s'étend de la base du crâne au bord inférieur de la sixième vertèbre cervicale, où il est joint à l'œsophage.
Il agit comme une passerelle pour les systèmes digestif et respiratoire. Antérieurement, il communique avec la cavité nasale, buccale et laryngée. En conséquence, il est généralement subdivisé en nasopharynx (partie supérieure), oropharynx (partie centrale) et laryngopharynx (partie inférieure).
Le nasopharynx n'a que la fonction respiratoire et est tapissé d'épithélium respiratoire. Les trompes d'Eustache auditives ou appariées le relient aux cavités de l'oreille moyenne. Les amygdales pharyngées (ou végétations adénoïdes) sont situées dans la paroi postérieure.
L'oropharynx a des fonctions respiratoires et digestives. Les amygdales palatines appariées sont situées dans ses parois latérales près de l'entrée oropharyngée.
Enfin, le laryngopharynx dirige la nourriture dans l'œsophage et l'air dans le larynx. L'air est en outre chauffé et humidifié lorsqu'il traverse le pharynx.

12.3.3 Larynx

Il relie le pharynx à la trachée. La lumière du larynx est maintenue patente par ses parois rigides formées de cartilages hyalins et élastiques reliés par des membranes. Les cartilages du larynx sont neuf : trois non appariés, ou épiglotte, thyroïde et cricoïde, et trois couplés, à savoir aryténoïde, cornicolate et cunéiforme. Le cartilage thyroïdien est plus gros chez le sexe masculin et forme une proéminence sur le devant du cou (pomme d'Adam). Le cartilage cricoïde entoure complètement la lumière du larynx.
Le larynx est tapissé à l'intérieur par une membrane muqueuse et recouvert à l'extérieur de muscles volontaires. Deux paires de bandes solides de tissu conjonctif sont étirées antéropostérieurement à travers sa lumière. Les bandes supérieures sont appelées fausses cordes vocales, tandis que les bandes inférieures représentent les vraies cordes vocales. L'espace entre les fausses cordes vocales est appelé la rime vestibulaire, tandis que l'espace entre les vraies cordes vocales est appelé la rime glottale. Ce dernier est la partie la plus étroite de la cavité laryngée.
Les vraies cordes vocales produisent des sons tandis que les fausses cordes vocales soutiennent les vraies cordes vocales. Toute la cavité laryngée est tapissée d'épithélium pavimenteux pseudostratifié, à l'exception des cordes vocales qui sont tapissées d'épithélium pavimenteux stratifié.
Le larynx remplit trois fonctions principales :

- Il empêche la pénétration de nourriture ou de liquide dans la trachée et les poumons à partir du pharynx pendant la déglutition, et protège ainsi les voies respiratoires inférieures ;
- Il permet le passage de l'air dans les poumons pendant la respiration ;
- Il produit des sons.

12.3.4 Trachée

La trachée représente un tube cartilagineux fibro-élastique flexible d'environ 10 cm de longueur situé devant l'œsophage, en partie dans le cou et en partie dans la cavité thoracique. Environ 5 cm sous l'encoche jugulaire, la trachée bifurque dans les bronches droite et gauche.
La lumière de la trachée est maintenue patente par 16 à 20 anneaux incomplets en forme de C constitués de cartilage hyalin. L'espace entre les extrémités libres postérieures du

cartilage en forme de C est rempli par une bande de muscle lisse (trachéale) et un ligament fibro-élastique. Il est tapissé d'épithélium cylindrique cilié pseudostratifié et contient de nombreuses cellules caliciformes sécrétant du mucus.
La disposition du cartilage et du tissu élastique dans la trachée empêche l'obstruction des voies respiratoires pendant les mouvements de la tête et du cou. Les cartilages empêchent également l'affaissement du tube lorsque la pression interne est inférieure à la pression intrathoracique, c'est-à-dire à la fin de l'expiration.

Approfondissement clinique
Trachéotomie : il s'agit d'une mesure vitale en cas d'obstruction des voies respiratoires supérieures. Il est effectué dans la partie cervicale de la trachée derrière l'isthme de la glande thyroïde à travers les deuxième et troisième anneaux trachéaux.

12.3.5 Bronches, bronchioles et bronchioles terminales

Après un court parcours oblique, chaque bronche pénètre dans le poumon respectif et émet des branches, appelées bronches lobaire, dans chaque lobe du poumon. À leur tour, les bronches lobaires se ramifient comme un arbre. Lorsqu'ils atteignent un diamètre d'environ 1 m m, ils sont appelés bronchioles.
Les bronchioles se divisent à nouveau et donnent naissance aux bronchioles terminales, qui ont un diamètre inférieur à 0,5 mm. Les bronchioles terminales représentent la dernière étape de la partie conductrice du système respiratoire

12.3.6 Bronchioles respiratoires : canaux alvéolaires, sacs alvéolaires et alvéoles

Les bronchioles terminales se ramifient pour former les bronchioles respiratoires, à quel point l'échange gazeux commence. Les bronchioles respiratoires donnent naissance à des canaux alvéolaires qui à leur tour conduisent aux sacs alvéolaires. La paroi de ces poches ressemble à une grappe de raisin et s'appelle alvéole.
Les alvéoles sont le véritable siège de l'échange gazeux et sont appelées unités fonctionnelles des poumons. Les alvéoles forment le parenchyme du poumon. La paroi alvéolaire a un tissu élastique caractéristique constitué principalement de fibres d'élastine

grâce auxquelles les alvéoles peuvent accueillir et expulser de l'air pendant l'inhalation et l'expiration.

12.3.7 Poumons

Les poumons sont les organes d'oxygénation du sang situés dans la cavité pleurale. Ils sont en grande partie constitués de tissu spongieux ; Dans cette structure très élastique, ramifiez les bronches, les artères pulmonaires et les veines pulmonaires.
Chaque poumon est divisé en lobes et lobules (segments) : le poumon droit est divisé par deux fentes (obliques et horizontales) en trois lobes : supérieur, moyen et inférieur. Le poumon gauche est divisé par une seule fente oblique en deux lobes : supérieur et inférieur.
Chaque lobe est divisé en segments appelés segments broncho-pulmonaires, chaque poumon en a dix. Les lobes sont alimentés par les bronches lobaires, tandis que les segments broncho-pulmonaires sont alimentés par les bronches tertiaires.
Les poumons sont recouverts d'une délicate membrane séreuse appelée plèvre viscérale. Il y a aussi une autre couche de membrane séreuse qui recouvre la paroi de la cavité thoracique, du diaphragme et du médiastin et qui est appelée plèvre pariétale.
L'espace des couches pariétales de la plèvre est appelé la cavité pleurale. Il s'ensuit que chaque poumon est recouvert d'une cavité pleurale.

Approfondissement clinique
Asthme : il s'agit d'une obstruction aiguë des voies respiratoires due à la contraction des muscles lisses des bronchioles (bronchospasme), à une sécrétion accrue de mucus et à un gonflement des muqueuses en réponse à des allergies causées par diverses substances telles que la poussière, le pollen, des aliments spécifiques, etc.
Chez les patients asthmatiques, l'inspiration est normale mais seule une expiration partielle est possible. En conséquence, les poumons sont sujets à l'hyper gonflement et il y a de graves difficultés respiratoires (dyspnée). L'asthme est traité avec des médicaments qui peuvent détendre les muscles lisses des bronchioles tels que l'adrénaline.

Informations clés

Longueur du tube digestif	Environ 10 mètres
Partie plus musculaire du tube digestif	Œsophage
Organe plus dilaté du système digestif	Estomac
Le plus grand organe du corps humain	Foie
Glande salivaire plus grande	Glande parotide
Fonction la plus importante de l'intestin grêle	Absorption des nutriments provenant des aliments
Fonction la plus importante du gros intestin	Formation de selles
Partie la plus étroite de la cavité laryngée	Fente de la glotte (Rima glottidis)
Site le plus courant pour la trachéostomie	Zone cervicale de la tranche, à travers les deuxième et troisième anneaux trachéaux.

Chapitre 13
Système urogénital

Introduction aux voies urinaires

Le système urinaire est le système excréteur le plus important du corps humain. Il joue un rôle essentiel dans le maintien de l'homéostasie des concentrations d'eau et d'électrolytes dans le corps.

13.1 Composants du système urinaire

Le système urinaire comprend les structures suivantes :

- Une paire de reins
- Une paire d'uretère
- Vessie
- Urètre

Les reins sécrètent de l'urine, les uretères transportent l'urine des reins à la vessie, la vessie recueille et stocke l'urine et l'urètre évacue l'urine de la vessie vers l'extérieur. Voici les fonctions du système urinaire qui peuvent être résumées comme suit :

- Formation et sécrétion d'urine,
- Maintenir l'équilibre hydrique et électrolytique pour établir l'environnement interne des cellules du corps,
- Excrétion de produits métaboliques toxiques tels que l'urée et la créatinine,
- Retrait de tout médicament pris.

13.1.1 Reins

Les reins sont les principaux organes excréteurs du corps et éliminent la plupart des déchets du corps, dont beaucoup sont toxiques. Ce sont des organes en forme de haricot de couleur brun rougeâtre, ils sont situés rétropéritonéale dans la région lombaire, un des deux côtés de la colonne vertébrale. Le rein droit est légèrement plus bas que le gauche en raison de la présence du foie au-dessus. Chaque rein est entouré d'une fine capsule fibreuse, la capsule rénale, qui à son tour est entourée d'un tissu adipeux dense (graisse périnéphrique).

La graisse périnéphrique est enfermée dans une fine gaine couche le, le couche rénal, et remplit une fonction protectrice contre les chocs mécaniques.

Le bord médial concave du rein présente le hile, par lequel l'artère rénale et les nerfs pénètrent dans l'organe, et la veine rénale et l'uretère sortent.

L'examen à l'œil nu de la section coronale du rein montre que les deux tiers internes de la surface de l'organe sont occupés par des zones pyramidales de couleur foncée appelées pyramides rénales (entre 8 et 15). Les extrémités de ces pyramides sont appelées papilles rénales et se projettent dans les calices mineurs. La surface extérieure restante est appelée écorce.

La colonne vertébrale rénale est similaire au tissu cortical qui s'étend entre les pyramides. La colonne rénale et les pyramides forment ensemble la moelle.

Les calices inférieurs entourent les papilles rénales, ils se rejoignent pour former deux ou trois calices majeurs qui à leur tour convergent pour former un canal en forme d'entonnoir appelé bassinet du rein. Cette zone finit par se rétrécir pour former un tube étroit, l'uretère, qui quitte le rein et le relie à la vessie.

D'un point de vue microscopique, le rein est sollicité par deux éléments : le composant excréteur et le composant collecte.

La composante excrétrice se compose d'environ un million d'unités microscopiques appelées néphrons, tandis que la composante de collecte consiste en tubules collecteurs, calices mineurs et majeurs.

Les néphrons sont les unités structurelles et fonctionnelles d'un rein, ils se composent de deux parties : un glomérule et un tubule rénal. Un glomérule est un groupe sphérique de capillaires annulaires qui invagine l'extrémité aveugle élargie du tubule rénal (capsule glomérulaire ou capsule de Bowman). Cette capsule est suivie par le tubule convoluté proximal, la boucle de Henle, le tubule convoluté distal, et enfin le tubule jonctionnel qui communique avec le tubule collecteur.

L'urine résulte d'un filtrat sanguin de néphrons. Les tubules collecteurs sont la continuation des tubules torsadés distaux. Plusieurs tubules collecteurs se rejoignent pour former un grand conduit appelé canal collecteur, canal papillaire ou conduit de Bellini. Il s'ouvre sur les papilles rénales pour verser l'urine dans les calices mineurs.

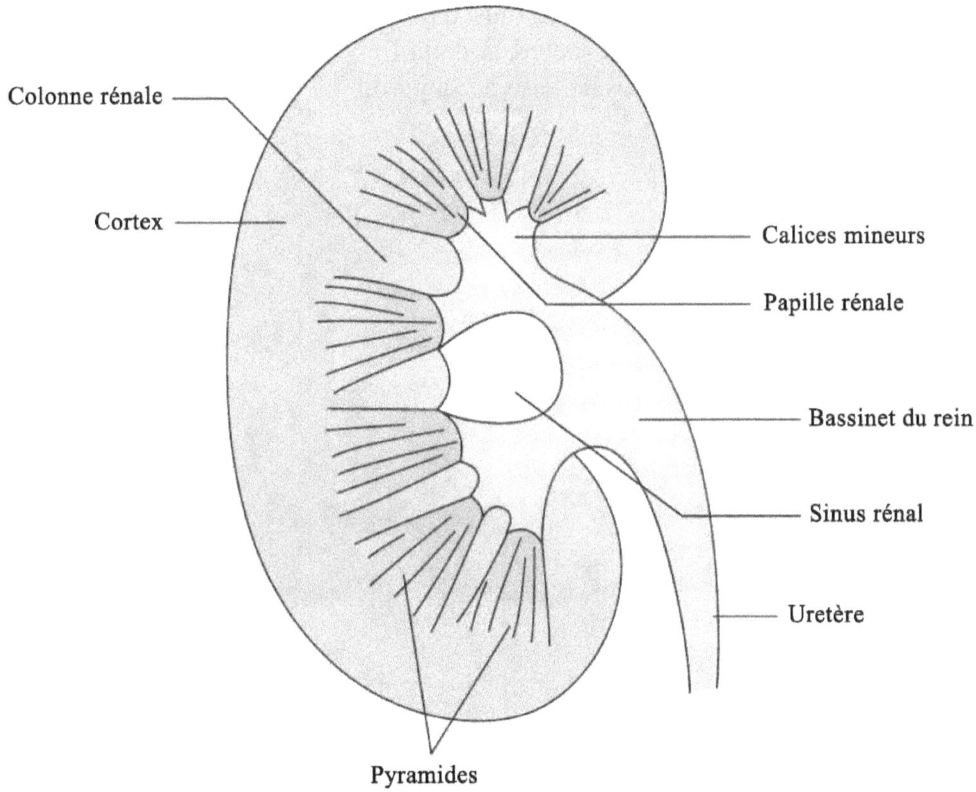

Approfondissement clinique

Lésions rénales : même en cas de lésions graves, les reins sont capables de remplir leur fonction importante de maintien de l'homéostasie tant qu'un tiers du rein fonctionne correctement.

Les lésions de la région lombaire peuvent entraîner une lésion rénale avec saignement interne et production de sang subséquente dans l'urine.

L'urine d'un individu en bonne santé est pratiquement exempte de bactéries, mais devient facilement contaminée après la miction, car ses composants organiques agissent comme des nutriments pour contaminer les microbes. La dégradation de ses composants organiques par action bactérienne produit de l'ammoniac.

13.1.2 Uretères

Chaque uretère est représenté par un tube musculaire étroit d'environ 25 cm de long qui relie le bassinet du rein à la vessie. L'uretère conduit l'urine du bassinet du rein à la vessie par contraction péristaltique du muscle lisse de sa paroi.

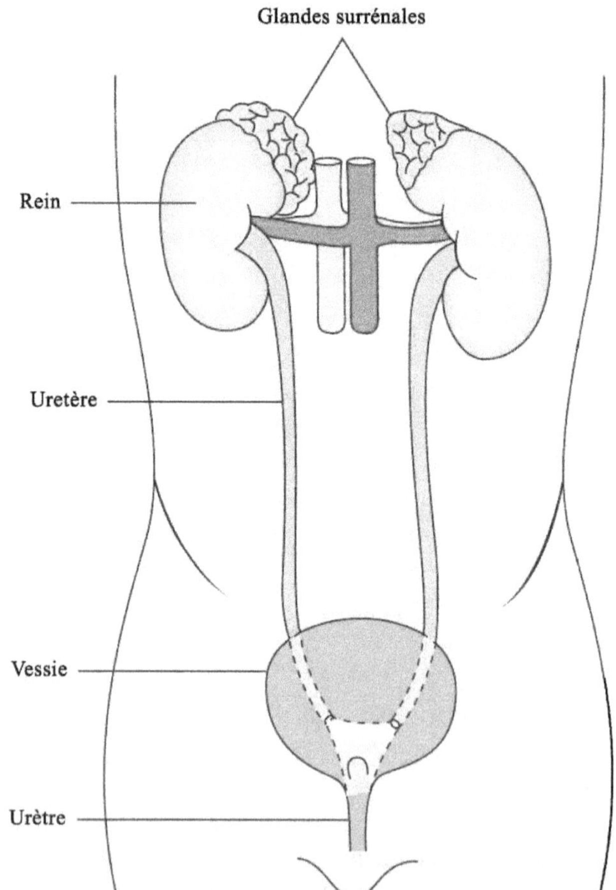

Grâce à l'observation avec le cystoscope, il est possible d'observer des jets d'urine atteignant la vessie à partir des orifices urétéraux deux ou trois fois par minute. Les ondes péristaltiques sont déclenchées par la présence d'urine dans le bassinet du rein.
La lumière de l'uretère est tapissée d'épithélium transitionnel. Les cellules de cette couche sécrètent une membrane muqueuse qui tapisse les parois de l'uretère d'un film protecteur, empêchant ainsi l'absorption de substances toxiques.

13.1.3 Vessie

La vessie est un réservoir musculaire pour l'urine. On le trouve entre la symphyse pubienne et la symphyse droite chez les individus mâles et entre la symphyse pubienne et l'utérus chez les femelles. La vessie a une capacité assez variable (en moyenne environ 200-300 ml). Chez l'homme, la prostate est située sous la vessie.
La forme de la vessie est déterminée par le volume d'urine qu'elle contient : une vessie vide prend une pyramide avec l'apex, le corps, le bas et le cou. Ce dernier représente la partie la plus fixe de la vessie. L'apex est sécurisé par le ligament ombilical médian.
La muqueuse musculaire forte dans la paroi de la vessie est constituée de fibres musculaires lisses qui forment le muscle détrusor dans lequel les fibres musculaires sont disposées en forme de spirales. La membrane muqueuse qui tapisse la cavité est composée d'épithélium transitionnel dont l'épaisseur diminue à mesure que la vessie s'étire et que les cellules s'étirent.
La zone triangulaire entre les deux ouvertures urétérales et une seule ouverture urétrale est appelée trigone vésical. Au-dessus du trigone, la membrane muqueuse reste lisse même si la vessie est vide.
Dans le sexe masculin, derrière l'orifice urétral interne, il y a un petit renflement en forme de raisin produit par le lobe médian de la prostate (luette vésicale). La luette de la vessie, si elle est élargie par hypertrophie de la prostate, obstrue l'orifice urétral masculin.

13.1.4 Urètre

L'urètre représente la continuation tubulaire du col de la vessie, il transporte l'urine de la vessie à l'extérieur du corps. L'urètre a deux sphincters musculaires, un interne et un externe.

Le sphincter urétral à l'intérieur de la jonction de la vessie et de l'urètre est formé par le muscle détrusor de la vessie. Il est de nature involontaire et bien développé chez les femmes.
Le sphincter urétral externe est formé par le muscle du sphincter urétral du diaphragme urogénital. Il est constitué de fibres musculaires squelettiques, donc de nature volontaire.
L'urètre féminin est court, environ 4 cm, et draine l'urine dans le vestibule du vagin. Dans le sexe féminin, l'urètre appartient exclusivement au système urinaire, l'urètre masculin sera décrit plus loin dans ce chapitre car il est également lié au système reproducteur.

Approfondissement clinique
Cystite : Il s'agit d'une inflammation de la vessie qui se produit généralement en raison d'infections. Souvent, de telles infections de la vessie se produisent lorsque les bactéries présentes à l'extérieur pénètrent dans la vessie elle-même. Il s'ensuit que la cystite est plus fréquente dans le sexe féminin en raison de la brièveté de l'urètre et de son ouverture à la surface du corps dans le vestibule du vagin.

13.2 L'appareil reproducteur

L'appareil reproducteur est le système biologique regroupant tous les organes et les cellules permettant d'entraîner une fécondation, une future grossesse et donc la reproduction. Il existe des différences frappantes dans l'anatomie et la physiologie des organes reproducteurs masculins et féminins. Le système reproducteur masculin produit des gamètes mâles appelés spermatozoïdes et les transfère à l'individu féminin par le processus de coït (rapports sexuels ou copulation).
Le système reproducteur féminin produit non seulement des gamètes femelles appelés ovocytes et reçoit des spermatozoïdes du mâle, mais participe également au développement de l'embryon et du fœtus et nourrit le bébé même après la naissance par le lait maternel.
Les organes reproducteurs deviennent fonctionnels pendant la puberté tandis que les organes des autres systèmes corporels deviennent fonctionnels à la naissance ou peu de temps après.
Malgré ces différences notables dans les systèmes reproducteurs mâle et femelle, les deux sexes présentent des caractéristiques similaires :

- Une paire symétrique de glandes sexuelles,
- Deux paires d'étapes différentes pour les gamètes,
- Glandes accessoires,
- Organes génitaux externes.

13.3 Appareil reproducteur masculin

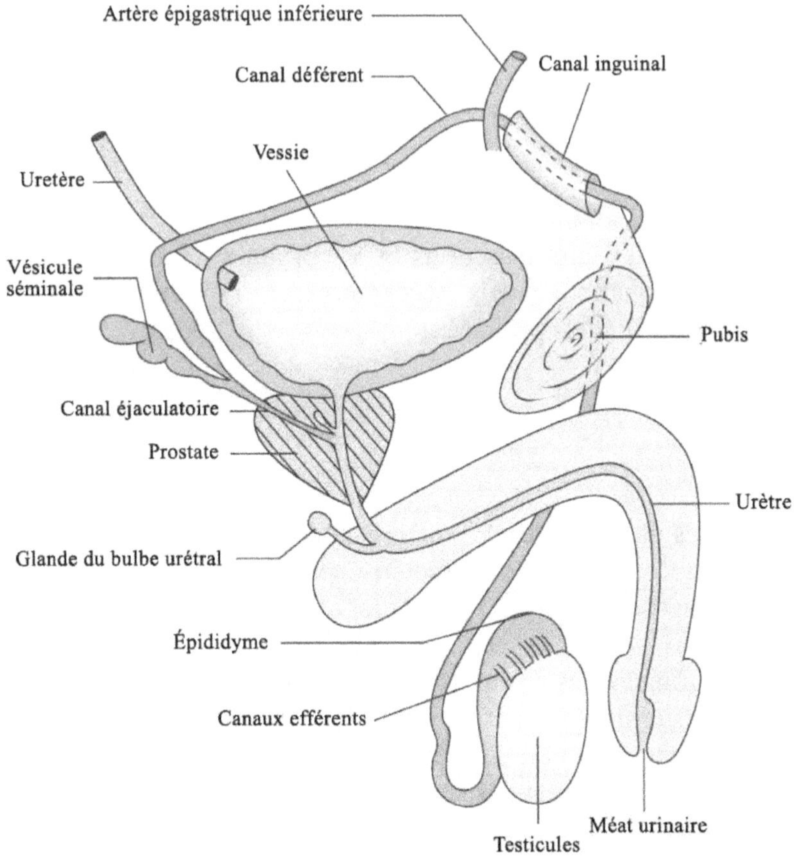

Les organes reproducteurs mâles sont les suivants :

- Testicules
- Épididyme
- Canal
- Vésicules séminales (glandes accessoires)
- Canaux éjaculatoires
- Prostate (glande accessoire)
- Glandes bulbo-urétrales (glandes accessoires)

Les organes génitaux masculins externes comprennent :

- Pénis
- Urètre
- Scrotum

Tous les organes reproducteurs masculins et les organes génitaux masculins externes masculins sont des organes sexuels secondaires, à l'exception des testicules qui représentent les organes sexuels primaires.

13.3.1 Testicules

Les testicules sont des glandes sexuelles mâles situées à l'intérieur du scrotum de chaque côté du corps. Chaque testicule est caractérisé par une forme ovoïde et une couleur blanchâtre et se compose de 200 à 300 lobules. Chaque lobule contient 1 à 4 tubules séminifères.

Entre les tubules se trouvent des groupes de cellules interstitielles (cellules de Leydig) qui sécrètent de la testostérone pendant et après la puberté. Les tubules séminifères ne contiennent que deux types de cellules : les cellules germinales et les cellules de Sertoli. Les cellules germinales produisent des spermatozoïdes par différenciation progressive, et les cellules de Sertoli fournissent un soutien mécanique et une alimentation aux spermatozoïdes. La testostérone régule la spermatogenèse et le développement des organes sexuels secondaires.

Après la production dans les tubules séminifères, les spermatozoïdes quittent le testicule par des ductules efférents qui émergent du haut du testicule et s'ouvrent dans le canal de l'épididyme.

13.3.2 Épididyme

Le canal de l'épididyme, bien que long de 6 mètres, est plié de manière à former un corps compact en forme de virgule appelé épididyme. Il recouvre le pôle supérieur du testicule. Les spermatozoïdes sont stockés dans l'épididyme jusqu'à ce qu'ils soient libérés par la masturbation ou le coït. Pendant la période de stockage, les spermatozoïdes deviennent matures et mobiles.

13.3.3 Vas déférente

Le canal déférent émerge de la queue de l'épididyme et est un tube fibromusculaire d'environ 45 cm de long qui transporte les spermatozoïdes de l'épididyme au canal éjaculatoire. L'extrémité du canal déférent s'élargit pour former l'ampoule.
Les spermatozoïdes sont transportés le long du canal déférent par les contractions musculaires de ses parois.

13.3.4 Vésicules séminales

Ce sont des glandes en forme de sac adjacentes aux ampoules du canal déférent. Ce sont en fait des excroissances tubulaires provenant de la dernière partie du canal déférent. Chaque glande mesure environ 5 cm de long et son canal court rejoint le canal déférent pour former le canal éjaculatoire. À partir de ce moment, l'urètre masculin est une étape commune pour le système urinaire et le système génital. C'est parce que les systèmes de canaux des testicules et des reins se développent à partir d'une structure embryonnaire commune appelée conduit mésonéphrique.

13.3.5 Canal éjaculatoire

Un tel canal est situé près de la prostate et est formé par l'union du canal déférent et du canal de la vésicule séminale. Le canal éjaculatoire, d'environ 2,5 cm de long, perce la prostate et s'ouvre dans l'urètre.

Approfondissement clinique
Vasectomie : Il s'agit d'une intervention chirurgicale dans laquelle le canal référent est coupé et attaché des deux côtés, de sorte que les spermatozoïdes ne passent pas du testicule à l'urètre. La vasectomie est une méthode courante pour rendre les mâles définitivement incapables de féconder (c'est-à-dire infertiles).

13.3.6 Prostate

La prostate est la plus grande glande sexuelle accessoire et pèse environ 20 grammes chez un homme adulte. C'est une glande en forme de cône de la taille d'un châtaignier, située sous le col de la vessie avec l'apex tourné vers le bas.
Il est en partie glandulaire, en partie musculaire et en partie fibreux. Le tissu glandulaire de la prostate se compose de trois types de glandes : muqueuse, sous-muqueuse et glande prostatique principale. Ses glandes sécrètent un liquide laiteux opalescent, dépourvu de mucus qui est nutritif pour les spermatozoïdes et constitue la majeure partie du sperme. Les glandes de la prostate s'ouvrent dans la partie prostatique de l'urètre et leur sécrétion contient de la phosphatase acide, de l'acide citrique, de l'amylase, de la fibrinolysine et de l'antigène prostatique spécifique (PSA). La fibrinolysine liquéfie les spermatozoïdes après l'éjaculation.

Approfondissement clinique
Hypertrophie bénigne de la prostate : survient en raison d'une hypertrophie des glandes muqueuses et sous-muqueuses chez près de 50% des individus masculins après 50 ans. L'hypertrophie du tissu prostatique comprime l'urètre prostatique provoquant une obstruction partielle ou totale. Cela conduit à des difficultés dans le passage de l'urine.

Cancer de la prostate - une telle condition clinique se produit en raison d'une hypertrophie maligne des principales glandes de la prostate. Il représente le deuxième cancer le plus fréquent chez les hommes âgés.

13.3.7 Glandes bulbo-urétrales

Les glandes bulbo-urétrales (ou glandes de Cowper) sont deux petites glandes de la taille d'un pois qui se trouvent une de chaque côté de l'urètre membraneux. Leurs canaux mesurent environ 2 cm de long et s'ouvrent dans l'urètre du pénis. Ils sécrètent du mucus liquide qui lubrifie l'urètre du pénis avant l'éjaculation.

13.3.8 Pénis

Le pénis est l'organe masculin de copulation et transfère les spermatozoïdes du tractus génital masculin au tractus génital féminin. Pour ce faire, le pénis doit être rigide (érigé) pour pouvoir entrer dans le vagin. Le pénis se compose de trois colonnes fibreuses de tissu érectile, deux appariées et une non appariée.

Chaque colonne de tissu érectile est entourée d'une épaisse gaine fibreuse de tissu conjonctif appelée tunique albuginée. De telles colonnes ont de nombreux espaces caverneux remplis de sang. Les trois colonnes sont enfermées dans un seul tube en cuir hermétique. Notez qu'il n'y a pas de tissu sous-cutané autour du pénis. Les colonnes appariées sont appelées corps caverneux, tandis que la colonne non appariée est appelée corps spongieux.

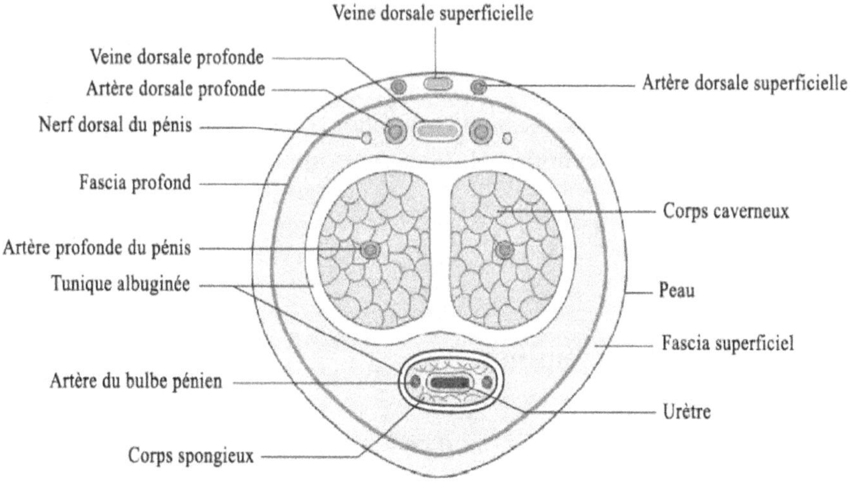

Le corps spongieux est traversé par l'urètre. L'extrémité proximale expansée (bulbe) du corps spongieux est attachée à la membrane périnéale, qui s'étend entre les côtés de l'arc pubien et son extrémité distale élargie forme le gland du pénis. Le pli de peau qui recouvre le gland est appelé le prépuce. Les corps caverneux ont des extrémités distalement effilées tandis que divergent proximale vers la droite et la gauche, tous deux fermement attachés à l'arc pubien sur leurs côtés respectifs.
Pendant l'excitation sexuelle, les artères qui alimentent les espaces caverneux se dilatent ; En conséquence, il y a une forte augmentation du volume de sang circulant dans les espaces caverneux et en expansion. Pendant ce temps, les veines sont comprimées et empêchent le sang de quitter le pénis. Cela permet aux espaces caverneux de devenir turgescents et au pénis de devenir rigide et érigé.

13.3.9 Urètre

L'urètre masculin mesure environ 20 cm de long et se caractérise par une forme en S. Il traverse la prostate, le diaphragme urogénital et le pénis pour se vider à l'extérieur du corps.
Il est divisé en trois parties : partie prostatique, partie membraneuse et partie spongieuse. L'urètre masculin assure le passage vers l'urine et le sperme.

13.3.10 Scrotum

Le scrotum est un sac de peau et de tissu sous-cutané. Il est divisé en deux compartiments internes par un septum de tissu conjonctif. Chaque compartiment contient le testicule et le cordon.

13.4 Appareil reproducteur féminin

Les organes reproducteurs féminins sont composés de :

- Ovaires

- Trompes utérines
- Utérus
- Vagin

Les organes génitaux féminins externes comprennent :

- Clitoris
- Labia majora (grandes lèvres)
- Labia minora (petites lèvres)
- Principales glandes vestibulaires
- Pubis
- Orifice vaginal

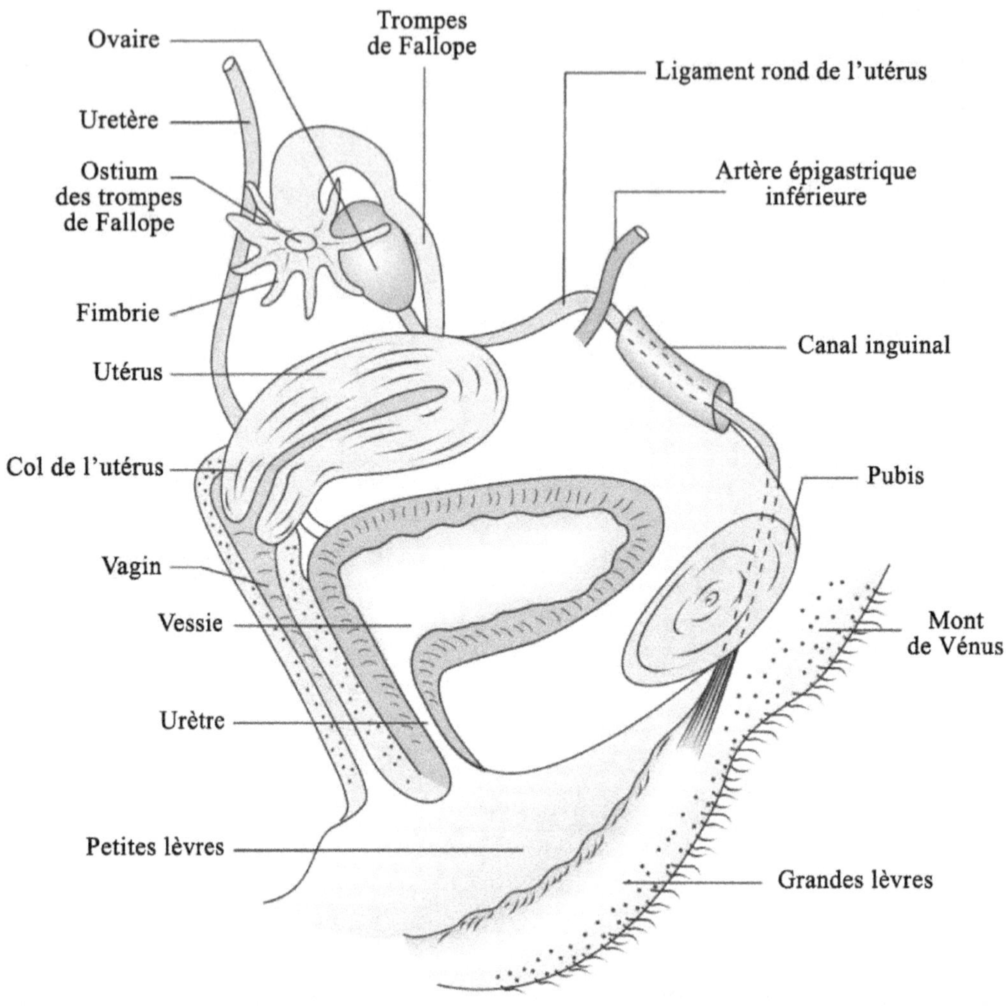

13.4.1 Ovaires

Les ovaires sont les glandes sexuelles féminines, une de chaque côté, qui sont situées sur la paroi latérale du bassin. Chaque ovaire est caractérisé par une forme d'amande et un corps solide.
L'ovaire produit des gamètes femelles appelés ovules et des hormones sexuelles femelles (œstrogène et progestérone). À la naissance, chaque ovaire contient environ 2 millions

d'ovules immatures. De la puberté à la fin de la période de reproduction (de 15 à environ 45 ans), un œuf est versé chaque mois dans la cavité péritonéale. Au total, environ 400 ovules sont excrétés dans toute la vie reproductive d'une femme. La période entre les ovulations successives s'appelle le cycle ovarien.

13.4.2 Trompes utérines

Il y a deux trompes utérines, une de chaque côté de l'utérus. Chaque tube mesure environ 10 cm de long et se trouve dans le bord libre d'un pli du péritoine, le ligament large.
Son extrémité médiane étroite s'ouvre dans l'utérus et l'extrémité distale (ovaire) élargie, appelée infundibulum, s'ouvre dans la cavité péritonéale. L'ouverture de l'infundibulum, appelée ostium, est entourée de longs processus minces en forme de doigts (fimbriae). Lorsqu'un œuf est versé, la bouche de l'ostium est prête à recevoir l'œuf à l'aide de fimbriae, ensemble, ils poussent l'œuf à travers l'action péristaltique de la paroi des tubes et les mouvements du tapis de cils dans la muqueuse. Ici, l'ovule peut être fécondé par le sperme qui a pu passer à travers le vagin et l'utérus. L'œuf est ensuite fécondé dans la partie la plus large et la plus longue des tubes appelée ampoule tubaire. La partie des trompes de Fallope la plus proche de l'utérus est plus étroite et s'appelle l'isthme tubaire.

Approfondissement clinique
Ligature des trompes *:* Il s'agit d'une intervention chirurgicale dans laquelle les trompes utérines sont attachées et coupées des deux côtés de sorte que la connexion entre le sperme et l'ovocyte est interrompue. La **ligature des trompes** est une méthode courante pour rendre les femmes infertiles de façon permanente.

13.4.3 Utérus

L'utérus est un organe musculaire creux à paroi épaisse, situé entre la vessie et le rectum et en forme de poire inversée et aplatie. Sa partie supérieure arrondie est appelée le fond utérin, et la partie inférieure la plus étroite est appelée le col de l'utérus.
La partie principale de l'utérus est située entre le bas et le col de l'utérus. Une légère constriction appelée isthme marque la jonction entre le col de l'utérus et le corps. Les trompes de Fallope s'ouvrent dans l'utérus, une de chaque côté, à la jonction du fond

utérin et du corps de l'utérus. L'ovule fécondé est transporté dans la cavité utérine depuis la trompe de Fallope, où il est implanté pour le développement du fœtus.

13.4.4 Vagin

Le vagin est un canal fibromusculaire à paroi mince d'environ 10 cm de long qui forme l'organe de copulation féminin. Le col de l'utérus se projette au-dessus, tandis que le vagin s'ouvre en dessous dans le vestibule des organes génitaux externes. Ses fonctions principales sont destinées à recevoir le pénis pendant les rapports sexuels, permettant la sortie du flux menstruel et de l'accouchement.
L'intérieur du vagin est tapissé d'épithélium pavimenteux stratifié humide protecteur. Les muscles lisses de la paroi vaginale peuvent s'étirer dans une large mesure pour accueillir le pénis pendant les rapports sexuels et permettre au bébé de passer pendant sa naissance. Le liquide lubrifiant présent dans le vagin provient des glandes du col de l'utérus.

13.4.5 Clitoris, petites lèvres et grandes lèvres

Les organes génitaux externes féminins (vulve) sont constitués du vestibule et des structures environnantes.
Le clitoris est une petite structure érectile située dans la marge antérieure du vestibule. Il mesure moins de 2 cm de long et se compose d'une tige, d'un gland et d'un tissu érectile semblables à ceux du pénis. Embryologiquement, en fait, le pénis et le clitoris sont des structures analogues.
Le clitoris est richement équipé de récepteurs sensoriels et de fonctions utiles pour initier et intensifier le plaisir sexuel. Antérieurement, les petites lèvres se rejoignent au-dessus du clitoris pour former un pli cutané appelé prépuce. Latéralement aux petites lèvres se trouvent deux plis de peau arrondis plus proéminents, appelés grandes lèvres.

13.4.6 Principales glandes vestibulaires

C'est une paire de glandes qui s'ouvrent dans le vestibule des deux côtés. Ils sont positionnés entre l'orifice vaginal et les petites lèvres. Leur sécrétion lubrifie et aide à maintenir l'humidité dans la zone vestibulaire.

13.4.7 Pubis

Les deux grandes lèvres se rejoignent antérieurement pour former une région surélevée par rapport à la symphyse pubienne, elle prend le nom de pubis et agit comme un oreiller de graisse protectrice. L'espace entre les grandes lèvres s'appelle la fissure pudendale. Les surfaces latérales des grandes lèvres et la surface du pubis sont couvertes de poils grossiers.

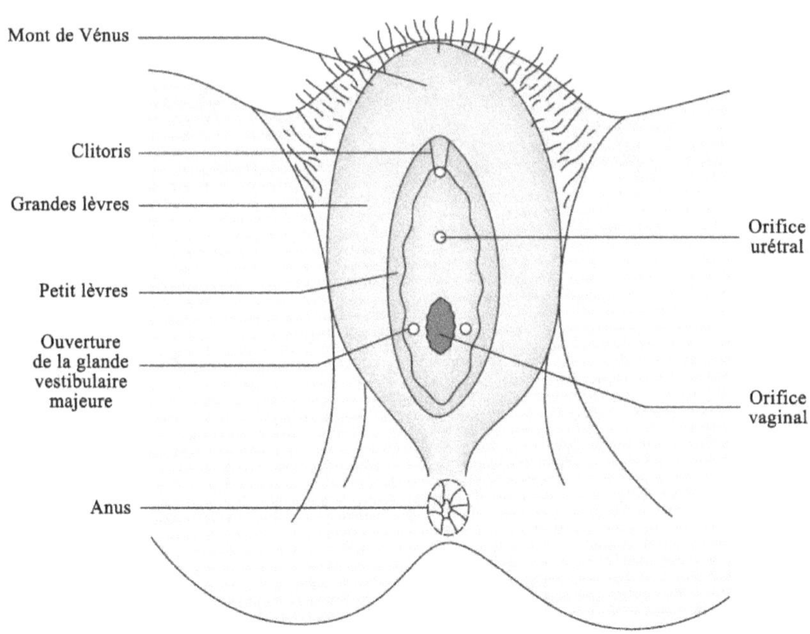

13.4.8 Orifice vaginal

L'orifice vaginal est situé à l'arrière du vestibule des organes génitaux externes. L'orifice vaginal chez les sujets vierges est recouvert d'une fine membrane muqueuse appelée hymen. Généralement, l'hymen est perforé par un ou plusieurs trous pour permettre l'écoulement menstruel et est complètement perforé lors du premier rapport sexuel. Lorsqu'ils sont détruits, les restes de l'hymen peuvent être observés le long de la marge de l'orifice vaginal sous la forme de petites formes rondes appelées caroncules hyménales.

Informations clés

Fonction principale des voies urinaires	Maintenir la concentration correcte d'eau et d'électrolytes dans le corps humain (homéostasie)
Organe excréteur le plus important du corps humain	Reins
Unité structurelle et fonctionnelle des reins	Néphrons
Tous les organes commencent leurs fonctions à la naissance ou immédiatement après, sauf :	Les organes sexuels, qui initient leurs fonctions pendant la puberté
Organes sexuels primaires chez le sexe masculin	Testicules
Organes sexuels primaires dans le sexe féminin	Ovaires
Cancer le plus fréquent dans l'appareil reproducteur masculin	Cancer de la prostate
Cancer le plus fréquent dans l'appareil reproducteur féminin	Cancer cervical

Conclusions

À la fin de ce manuel, vous devriez avoir acquis toutes les compétences de base pour comprendre les cellules et les structures les plus complexes qui régulent le corps humain depuis la naissance jusqu'à la mort.
Grâce à l'étude approfondie de ce livre, et plus généralement de l'anatomie humaine, vous pourrez connaître les processus qui maintiennent l'organisme en vie et nous permettent de mener à bien n'importe quelle action, de la plus simple à la plus complexe.

L'anatomie est sans aucun doute l'une des disciplines les plus anciennes et a toujours fasciné les hommes. Le premier manuel d'anatomie, en effet, remonte à 3 400 av. J.-C. avant même l'arrivée d'Hippocrate et la naissance de la médecine.
Au cours des millénaires, les hommes de science se sont consacrés à l'étude, à l'analyse et à l'observation du corps humain, de ses organes, de ses tissus et de ses processus, même lorsque l'instrumentation était rudimentaire et que les connaissances étaient encore assez limitées.
Au cours des derniers siècles, grâce à l'évolution technologique continue, nous avons eu l'occasion d'approfondir davantage la discipline et de découvrir des cellules, des fonctions, des hormones et des structures jusqu'alors inconnues. Aujourd'hui encore, le corps humain est une machine qui ne cesse d'étonner et de donner de nouvelles découvertes.
Pour cette raison, l'étude de ce manuel ne doit pas nécessairement être considérée comme un point d'arrivée, mais plutôt comme un point de départ à partir duquel poser des questions et interroger le corps humain et sa structure. Ce n'est que par une étude continue, une analyse détaillée et une observation précise qu'il est possible de contribuer au développement de cette merveilleuse discipline aussi ancienne que moderne et fascinante.

www.ingramcontent.com/pod-product-compliance
Lightning Source LLC
LaVergne TN
LVHW082030051026
849532LV00011B/3316